临床诊疗指南

辅助生殖技术与精子库分册

中华医学会　编著

人民卫生出版社

图书在版编目(CIP)数据

临床诊疗指南·辅助生殖技术与精子库分册/中华医学会编著.—北京:人民卫生出版社,2009.9

ISBN 978-7-117-11984-9

Ⅰ.临… Ⅱ.中… Ⅲ.①临床医学-指南②试管婴儿-技术-指南 Ⅳ.R4-62 R321-33

中国版本图书馆 CIP 数据核字(2009)第 121671 号

策划编辑 杜 贤 姚 冰 周春桃 刘 盛 兰 南 刘艳梅
责任编辑 成丽丽 刘艳梅
封面设计 郭 淼
版式设计 李秋斋
责任校对 陈 倩

临床诊疗指南
辅助生殖技术与精子库分册

编　　著:中华医学会
出版发行:人民卫生出版社(中继线 010-59780011)
地　　址:北京市朝阳区潘家园南里 19 号
邮　　编:100021
E - mail:pmph @ pmph. com
购书热线:010-59787592 010-59787584 010-65264830
印　　刷:北京盛通商印快线网络科技有限公司
经　　销:新华书店
开　　本:787×1092 1/16 **印张**:14
字　　数:263 千字
版　　次:2009 年 9 月第 1 版 2020 年 12 月第 1 版第 10 次印刷
标准书号:ISBN 978-7-117-11984-9/R·11985
定　　价:28.00 元
打击盗版举报电话:**010-59787491 E-mail:WQ @ pmph. com**
质量问题联系电话:**010-59787234 E-mail:zhiliang @ pmph. com**

内 容 提 要

《临床诊疗指南·辅助生殖技术与精子库分册》共17章，分辅助生殖技术管理、临床、实验室和精子库四篇。管理部分内容主要涉及辅助生殖技术伦理要求和原则、行为准则、知情同意、随访和病案管理等各项规章制度；临床部分除阐述了导致不孕症的各种疾病的诊治方案和原则外，还包含了人工授精、体外受精-胚胎移植及其各类衍生技术的适应证和禁忌证、术前准备、治疗周期准备、手术方法和步骤，以及辅助生殖技术并发症及其诊治原则；实验室部分说明了辅助生殖技术实验室设置及技术人员基本要求、质量控制标准等；精子库部分说明了精子库设置要求、供者/自身精液的冷冻保存与管理。

本指南受973项目“胚胎操作安全性评估研究”支持，由全国生殖医学专家组成的编委会集国内外先进的诊疗方案和原则、结合我国实际、遵循卫生部有关条例规定编写而成，系我国第一部辅助生殖技术与精子库临床诊疗指南。其作为我国相关行业日常工作必备的参考书之一，希望能规范各级各类相关从业或管理人员、单位的医疗及工作行为，为广大不孕家庭提供优质的辅助生殖服务。

中华医学会生殖医学分会秘书长
黄荷凤
2009年4月

序

在卫生部的领导和财政部的支持下，中华医学会、中华口腔医学会和中华护理学会组织了50多个专科分会的医学专家和学者编写出版了这套《临床技术操作规范》与《临床诊疗指南》。这是我国医疗卫生工作中的一件具有里程碑意义的大事。我为此感到由衷的高兴，并表示热烈祝贺。

当前医学科学技术迅猛发展，新理论、新技术、新设备不断涌现，医学模式的转变，人口的老龄化，疾病谱的变化为临床医学提供了新的发展机遇，也带来新的挑战，对临床医务人员提出了新的更高的要求。《临床技术操作规范》与《临床诊疗指南》总结了我国医学专家多年的临床实践经验，凝聚了我国老、中、青三代医务人员的智慧，同时吸纳了循证医学证实了的医学科技进展。《临床技术操作规范》与《临床诊疗指南》的出版适应了当代发展的需求，将进一步指导和规范医务人员的诊断、治疗、护理等业务工作行为，有章可循。广大医务工作者要认真学习、执行《临床技术操作规范》和《临床诊疗指南》，为人民群众提供高质量的医疗服务。这必将对提高医疗质量，保障医疗安全发挥重大的作用。《临床技术操作规范》与《临床诊疗指南》的出版发行也为卫生行政部门加强医疗服务的监管提供了科学的依据。

编写《临床技术操作规范》与《临床诊疗指南》是一项艰巨浩大的工程。参加编写的专家来自全国各地，有已为我国医疗卫生事业做出重要贡献的老一辈专家，也有在医、教、研领域担当重任的中年学者，还有冉冉升起的医学新星。在编写过程中，专家们尽心尽责，严肃认真，保证了《临床技术操作规范》与《临床诊疗指南》的科学性和可操作性。我代表卫生部并以我个人的名义对中华医学会、中华口腔医学会、中华护理学会和各位编写专家表示衷心的感谢。

现代医学科技发展日新月异，循证医学成果推陈出新。《临床技术操作规范》与《临床诊疗指南》第一版难免存在不足。中华医学会、中华口腔医学会和中华护理学会要结合新成果和广大医务工作者对第一版提出的不足之处，对《临床技术操作规范》与《临床诊疗指南》定期修订，使其日臻完善。

卫生部部长

2008年12月2日

序

在国家卫生部的重视和领导下，中华医学会组织编写的《临床诊疗指南》出版了。这是继《临床技术操作规范》出版后，我国医疗卫生管理界的又一项开创性的出版工程。这部旨在指导全国广大医务工作者临床诊疗行为的巨著的成功出版，是全国军地医疗卫生界数千名专家教授精诚合作的成果。我谨代表全军广大卫生人员，向为本书编写和出版工作付出辛勤劳动的军地医学专家、中华医学会和人民卫生出版社，致以崇高的敬意和衷心的感谢！

出版与《临床技术操作规范》相配套的《临床诊疗指南》，是加强医院科学化管理、保证正常医疗秩序、提高医疗工作质量的前提。随着当代医药科技的迅猛发展，信息技术、生物技术和其他高新技术在各领域的广泛应用，临床诊疗新理论、新技术、新方法不断涌现，医学学科之间、医学学科与人文社会学科之间也广泛相互渗透、影响，形成了一大批引人注目的医学新学科。同时，人口的老龄化、疾病谱的变化、全民卫生保健意识的不断增强，特别是随着国家医改的逐步深入，对广大医务工作者的临床诊疗技术和执业能力提出了更高的要求。学习新理论，掌握新技术，不断提高诊治水平，是军地广大医务人员所面临的共同任务，更是提高我国医疗事业整体水平的紧迫需要。

中华医学会组织编写的这部《临床诊疗指南》，全面、系统地介绍了医学科学的最新进展，既有科学可靠的临床诊断标准，又有优化先进的临床治疗方案，充分体现了科学性、先进性、权威性的有机统一，这部巨著的出版，对于加强军队医院科学化管理，保证正常医疗秩序，提高医疗工作质量，确保医疗安全，都具有重要的指导意义。我希望，军队各级医疗机构以及全体医疗工作者，在严格执行《临床技术操作规范》的同时，重视抓好《临床诊疗指南》的学习和使用。以一流的业务技术，一流的医疗质量，一流的服务水平，为广大患者提供更优质的服务，为繁荣我国军地卫生事业，不断做出更大的贡献。

总后勤部卫生部部长

2008 年 12 月

前　言

《临床诊疗指南》是由国家财政部支持、卫生部领导、中华医学会组织编写的指导全国临床医务人员诊断治疗行为的第一部医学学术巨著。

现代临床医疗工作随着信息技术、生物技术和其他高新技术的发展和应用，临床新技术不断涌现，各相关学科的专业分化和交叉更加明显，对疾病的预防、诊断、治疗和转归、康复的认识更加深入，推动着临床医疗事业日新月异的向前发展。尤其是近年发展起来的循证医学采用信息技术，经过大样本的分析研究，在取得充分可靠证据的基础上，提出科学可靠的诊疗方案，实现优化的临床诊断治疗。人类疾病纷繁复杂，病人的病情千变万化，探求疾病预防、诊断、治疗、转归、康复的规律，是对广大医务人员的挑战，更是面临着新的发展机遇。

随着我国社会主义市场经济和社会事业的协调发展，人民生活水平的不断提高，对医疗服务的质量和水平提出了愈来愈高的要求。医务人员必须具备全面的医学理论知识、熟练的医疗技术操作能力、丰富的临床实践经验和良好的医德；要不断更新知识和技术，提高临床诊断治疗水平才能胜任临床医疗工作；要在医疗过程中对每一个病人进行连续、严密的观察，及时准确地做出分析、判断和处理，提供规范化服务。

为了满足广大医务人员学习提高业务水平的需要，对医务人员临床诊断、治疗工作进行具体的指导，使诊疗行为有章可循、有据可依，以有利于提高医务人员的综合素质，提高医疗服务的质量，有利于加强医疗工作的管理，有利于提高人民群众的健康水平，制定符合我国国情的临床诊断治疗指南，成为我国医疗事业发展过程中的一件大事。正是基于这样的考虑，在国家财政部的支持下，卫生部委托中华医学会组织专家编写了《临床诊疗指南》。

自 2001 年开始，《临床诊疗指南》在卫生部的领导下，中华医学会牵头组织了中华口腔医学会和临床专业密切相关的 56 个专科分会，由数千名专家教授历经 4 年编写而成。《临床诊疗指南》内容丰富翔实，具有科学性、权威性、先进性、指导性的鲜明特点，供全国各级医疗机构及其医疗专业人员在临床医疗工作中参照使用。大家在实践中如发现有什么问题或意见和建议，希望能及时反馈给中华医学会，以便再版时进行修订。

《临床诊疗指南》按学科以分册的形式将陆续出版发行。

中华医学会

2004 年 9 月

临床诊疗指南

领导小组名单

组　长　陈　竺

副组长　黄洁夫　王国强　马晓伟　陈啸宏　刘　谦　尹　力
张雁灵　陈新年　钟南山

成　员（以姓氏笔画为序）

巴德年　王正国　王　羽　王忠诚　王海燕　王澍寰
史轶蘩　白书忠　买买提明·牙生　刘彤华　刘　俊
刘雁飞　庄　辉　朱晓东　汤钊猷　祁国明　吴孟超
吴明江　吴咸中　张震康　李兰娟　李秀华　沈倍奋
邱贵兴　陆道培　陈可冀　陈洪铎　陈香美　金连弘
胡亚美　郝希山　郭应禄　顾玉东　高润霖　韩济生
韩晓明　戴建平　魏于全

领导小组办公室

主　任　张宗久　韩晓明（兼）

副主任　赵明钢　姜永茂

临床诊疗指南

编辑委员会名单

临床诊疗指南·辅助生殖技术与精子库分册

编写说明

辅助生殖与精子库技术是人类解决生育障碍的系列治疗技术和手段。近30年来，其相关技术和手段在全球范围内迅猛发展和不断完善，使辅助生殖与精子库技术作为人类（生殖）健康服务的重要组成部分，临床应用广泛，技术普及率高。许多国家通过辅助生殖与精子库技术出生的子代已占年度总出生人口数的1%以上。我国已有至少102家医疗保健单位获准提供相关技术和服务。相关技术和服务在国内的普及和深入，急需相关的临床诊疗指南和管理规范，以引导和规范我国相关的医疗行为，保证其安全有效、规范有序、合理合法地开展，并不断提高相关技术和服务水平。中华人民共和国卫生部已先后颁布实施《人类辅助生殖技术管理办法》（2001年中华人民共和国卫生部令第14号）、《人类精子库管理办法》（2001年中华人民共和国卫生部令第15号）、《人类辅助生殖技术规范》（卫科教发〔2003〕176号）、《人类精子库基本标准和技术规范》（卫科教发〔2003〕176号）、《人类辅助生殖技术和人类精子库伦理原则》（卫科教发〔2003〕176号）和《卫生部人类辅助生殖技术与人类精子库评审、审核和审批管理程序》（卫科教发［2003］177号）等法律法规，从管理层面对我国人类辅助生殖技术与人类精子库的设置标准、技术实施人员的资质要求、技术操作的质量标准和技术规范、技术实施过程中的伦理原则等作出明确的规定，建立了对各医疗单位开展辅助生殖技术和建立人类精子库的准入制度。就具体的人类辅助生殖技术与精子库临床工作，我国目前还没有较为规范、统一、权威的临床诊疗指南。受卫生部和中华医学会委托，生殖医学分会组织全国的生殖医学专家，共同编写出这部《临床诊疗指南·辅助生殖技术与精子库分册》。

本指南的编写，力求体现相关工作基本的、原则性的指导建议。推荐从业人员实施相关诊疗服务时，结合服务对象的具体情况，个体化服务，不局限于本指南的相关诊疗建议，不限制有利于生殖医学健康发展和提高人口素质的医疗创新。在编写过程中，还力求体现国内外相关工作的先进诊疗理念和方案，符合我国国情，有相当的可操作性。希望本指南为相关从业人员、单位、管理者、机构和兴趣爱好者提供较为权威的规范信息，全方位指导相关工作，更好地提供人类辅助生殖与精子库服务。

人类辅助生殖与精子库技术是一门新兴的、发展迅速的临床实用技术。本指南虽然是编者们起早贪黑、尽心尽力的力作；但是，限于编者的学识能力和水平有限，一定还存在不少值得商榷的问题，恳切希望广大读者批评指正，以便再版时修正和完善。

中华医学会生殖医学分会主任委员

王一飞

2009 年 3 月

临床诊疗指南·辅助生殖技术与精子库分册

编著者名单

顾　　问　王一飞　庄广伦

主　　编　黄荷凤

副 主 编　卢光琇

编写人员（按姓氏拼音排序）

陈　华　陈士岭　陈振文　陈子江　范立青　冯　云　黄国宁
黄荷凤　黄元华　金　帆　李　蓉　李尚为　李　铮　梁晓燕
刘嘉茵　卢光琇　冒韵东　乔　杰　邵小光　孙莹璞　王一飞
文任乾　姚康寿　姚元庆　曾业嵘　张学红　周灿权　朱桂金

目　录

第一篇　管理部分

第一章　人类辅助生殖技术伦理要求…… 3
　第一节　人类辅助生殖技术伦理委员会…… 3
　第二节　伦理决议形成…… 4
　第三节　人类辅助生殖技术伦理规范…… 5
　第四节　医患关系与伦理…… 8
　第五节　科学研究与伦理…… 8
第二章　人类辅助生殖技术规章制度…… 10
　第一节　实施技术人员的行为准则…… 10
　第二节　临床工作人员要求和常规工作制度…… 10
　第三节　实验室工作人员要求和常规工作制度…… 14
　第四节　知情同意制度…… 17
　第五节　随访制度…… 21
　第六节　病案管理制度…… 22

第二篇　临床部分

第三章　不孕症的检查步骤与诊断…… 33
　第一节　女性不孕的检查步骤与诊断…… 33
　第二节　男性不育的检查与诊断…… 37
第四章　不孕症治疗方法…… 45
　第一节　药物治疗…… 45
　第二节　手术治疗…… 51
　第三节　辅助生殖技术…… 58
第五章　人工授精…… 60
　第一节　适应证和禁忌证…… 60

第二节 人工授精前的准备 …… 61
第三节 人工授精方法 …… 62
第四节 人工授精的并发症 …… 63
第六章 体外受精与胚胎移植及其衍生技术 …… 64
第一节 常规体外受精与胚胎移植 …… 64
第二节 配子、合子或胚胎输卵管内移植 …… 70
第三节 卵细胞浆内单精子注射 …… 73
第四节 植入前胚胎遗传学诊断 …… 75
第五节 卵子赠送 …… 75
第六节 人类配子、胚胎的冷冻和复苏 …… 77
第七节 囊胚培养 …… 79
第八节 辅助孵化 …… 80
第七章 辅助生殖技术并发症及其诊治原则 …… 81
第一节 卵巢过度刺激综合征 …… 81
第二节 多胎妊娠 …… 85
第三节 异位妊娠 …… 88
第四节 取卵后出血与感染 …… 90
第五节 脏器损伤 …… 91
第六节 卵巢扭转 …… 94
第七节 胚胎移植后的阴道出血 …… 95
第八章 特殊疾病的不孕症诊治 …… 97
第一节 输卵管阻塞及盆腔炎性疾病后遗症 …… 97
第二节 盆腔或子宫内膜结核 …… 101
第三节 子宫内膜异位症 …… 103
第四节 多囊卵巢综合征 …… 105
第五节 卵巢低反应 …… 108
第六节 先天性卵巢发育不良和卵巢早衰 …… 110
第七节 下丘脑、垂体和卵巢性闭经 …… 114
第八节 闭经溢乳综合征或高泌乳素血症 …… 120
第九节 不明原因不孕 …… 123
第十节 复发性流产 …… 124

第十一节 染色体异常…………………………………………………………… 127
第九章 辅助生殖技术的护理常规………………………………………………… 131

第三篇 辅助生殖技术实验室

第十章 实验室设置及技术人员基本要求……………………………………… 135
第一节 人工授精实验室设置及要求……………………………………… 135
第二节 体外受精实验室设置及要求……………………………………… 135
第三节 植入前遗传学诊断实验室的设置及要求……………………………… 136
第四节 辅助生殖医学中男性学实验室设置及要求…………………………… 138
第五节 辅助生殖血清激素检测实验室的设置及要求………………………… 140
第六节 技术人员基本要求…………………………………………………… 140
第十一章 实验室质量控制…………………………………………………… 141
第一节 胚胎培养环境的质量控制…………………………………………… 141
第二节 培养系统质量控制的方法及指标……………………………………… 143
第十二章 实验室单项技术…………………………………………………… 145
第一节 精液分析和处理……………………………………………………… 145
第二节 卵子的收集及评估…………………………………………………… 150
第三节 受精…………………………………………………………………… 152
第四节 胚胎培养……………………………………………………………… 156
第五节 移植和冻融胚胎的选择……………………………………………… 159
第六节 胚胎辅助孵化………………………………………………………… 160
第七节 胚胎冷冻及解冻……………………………………………………… 161
第八节 植入前遗传学诊断 ………………………………………………… 164
第十三章 实验室特殊情况处理……………………………………………… 167

第四篇 人类精子库

第十四章 人类精子库设置及基本要求……………………………………… 173
第一节 建立人类精子库的目的……………………………………………… 173
第二节 人类精子库的伦理原则……………………………………………… 173
第三节 人类精子库的准入标准……………………………………………… 175
第四节 人类精子库的制度化管理体系……………………………………… 177

第十五章 供者精液的冷冻保存与管理…………………………………………179
第一节 供精者的筛查…………………………………………………………179
第二节 供者精液冷冻与质量控制……………………………………………182
第三节 供者冷冻精液保存与对外供应………………………………………186
第四节 治疗结局的随访、数据管理与咨询服务……………………………190
第十六章 自存精液的冷冻保存与管理…………………………………………193
第一节 自存精液冷冻保存的适应证与禁忌证………………………………193
第二节 自存精液的精子冷冻、保存方法与质量控制………………………193
第三节 自存精液的冷冻保存管理的基本要求………………………………195
第十七章 辅助生殖技术中的男科临床与实验室………………………………198
第一节 男科在辅助生殖中的作用与职责……………………………………198
第二节 辅助生殖医学中心男科与实验室设置的基本要求…………………199
第三节 男性不育的检查与诊断………………………………………………200
第四节 男性不育的实验室检查………………………………………………200
第五节 男性不育的诊断与处理………………………………………………204
附录 供精知情同意书…………………………………………………………205

第一篇　管理部分

第一章　人类辅助生殖技术伦理要求

为促进生殖医学安全、有效和健康地开展，保障不孕夫妇和出生子代的健康，维护家庭和社会的稳定，以及更有序地在临床实施各种人类辅助生殖技术和在相关的医疗活动中进行各种医学研究，每个医疗机构的辅助生殖医学中心必须成立专门的生殖医学伦理委员会。生殖医学伦理委员会的主要职责是监督、审查、指导生殖医学中心各项医疗和科研活动中的伦理、法律和社会心理等工作。生殖医学伦理委员会工作的目的在于促使人类生殖技术造福于人类的同时，最大限度地减少可能对社会和家庭所带来的不利影响。生殖医学伦理委员会将遵循法律、人权、文化、宗教和社会道德规范准则，以知情、自愿、有利于患者和社会的原则审视医疗活动，以知情、自愿和无伤害原则审视科研活动。

第一节　人类辅助生殖技术伦理委员会

一、组　　织

1. 生殖医学伦理委员会由所属的法人医疗机构组织成立，并发文登记备案。

2. 医疗机构的生殖医学伦理委员会设主任一名，主持伦理委员会工作；设副主任一名，协助主任工作；设秘书一名，承办日常工作。

3. 生殖医学伦理委员会成员由医学伦理学、心理学、社会学、法学、生殖医学、护理专家和群众代表等组成，人数7～11名（单数）。

4. 如果工作需要补充人员，需经过医疗机构批准。有特殊问题，可临时聘请有关人员参加工作。

5. 生殖医学伦理委员会的工作直接对所在医疗机构负责。

二、工作范围

1. 审查、确定医疗机构实施各项人类辅助生殖技术和其他生殖医学技术是否符合伦理原则。

2. 监督医疗机构在实施人类辅助生殖技术和其他生殖医学技术中是否遵照伦理规范。向医疗机构反馈患者有关的伦理问题。

3. 审查、确定人类辅助生殖技术和其他生殖医学技术相关的科研工作是否符合伦理原则。

4. 对工作人员进行生殖医学伦理教育。

5. 开展与生殖医学相关的法律、伦理、心理卫生研究。

6. 对于不以生殖为目的但涉及人类配子、合子、胚胎和胚胎干细胞的科研进行审查，确定其是否符合伦理原则。

三、生殖医学伦理委员会委员要求

1. 生殖医学伦理委员会委员（以下简称委员）由医疗机构聘任，每届2年。委员年龄不得小于18岁。

2. 委员具有参加生殖医学伦理委员会会议的权利和义务。

3. 每位委员至少每半年到医疗机构生殖医学技术实施部门进行一次调研、检查，或对技术人员进行伦理考核。

4. 委员不得违反国家的法规和技术部门根据国家法规制定的工作制度。

5. 委员不得私自对外公布伦理检查的结果和在委员会内部有争议且未形成决议的问题，对外公布信息需经医疗机构同意。

四、伦理委员会工作权限

1. 监督权　监督伦理委员会的各项决议是否在人类辅助生殖技术和其他生殖医学技术实施中得到贯彻；监督在人类辅助生殖技术和其他生殖医学技术实施中是否有违反伦理的行为；监督科研行为中的伦理规范。

2. 调查权　在不违反相关法律法规的条件下，可向专业人员和患者调查人类辅助生殖技术和其他生殖医学技术实施情况、需求、不良社会效应、心理卫生和社会学方面的各项问题。调查以不影响临床和科研工作为前提，不得给患者造成身体和精神伤害。

3. 考核权　对专业技术人员进行伦理考核，以保障人员的伦理素质。

4. 审查权　审查人类辅助生殖技术和其他生殖医学技术实施的伦理问题，审查人类辅助生殖技术和其他生殖医学技术，以及涉及人类配子、合子、胚胎、胚胎干细胞各项科研工作的伦理问题。

第二节　伦理决议形成

一、决议的形成程序和方式

1. 提案由书面方式提出。以下情况为有效提案：

(1) 人类辅助生殖技术和其他生殖医学技术的实施机构提出伦理审查请求。

(2) 科研课题提出的伦理审查请求。

(3) 伦理委员会成员在伦理监察和调查中发现的有伦理争议的问题提案。

(4) 患者投诉或反映的有关伦理问题，经至少3名伦理委员会成员联合提案。

2. 伦理决议一般在伦理委员会会议中形成。经过提案人的论述、伦理答辩，记名或无记名投票表决。

3. 因工作关系不能举行会议时，可书函讨论形成决议。此时需向委员提供相应的书面材料。书函回复人数不得少于7人，决议的形成需经过多数委员通过。

4. 在工作中发现严重违反伦理的问题时，1名委员可提出暂缓2小时实施技术的要求。在至少5名委员的要求下，形成临时技术终止决议，下达临时书面禁止决议，3日内伦理委员会形成有关问题的决议。

二、决议的通过及执行

1. 伦理委员会的决议至少需要7人参加，决议形成须经过至少2/3到会委员的赞成。

2. 伦理委员会决议报告提交医疗机构，由医疗机构责成相关部门执行相关决议。

3. 伦理委员会有监督医疗机构通过行政手段执行伦理委员会决议的权利和义务。

4. 决议实施后，伦理委员会有责任跟踪决议实施效果和社会反应，并向医疗机构以及技术实施部门提供反馈意见。

5. 在决议实施中，如果出现不良效应，或认为决议不当，可由实施者或伦理委员会委员重新提案，进行修改或废止。

第三节 人类辅助生殖技术伦理规范

一、基本原则

根据生命伦理的三项基本原则：①尊重；②有利/不伤害；③公正。将卫生资源合理分配，使人人享有获得一个完整家庭的权利，让辅助生殖技术真正惠及每一对不孕夫妇。

为了使生殖医学健康良性的发展，避免单纯追求经济利益，滥用技术，给社会、家庭和个人造成不良影响，在生殖医学的临床、教学和科研中必须遵循生殖医学的伦理规范。生殖医学伦理规范的目的在于以我国的道德观为基础，结合现代人文和法律观念，规范生殖医学实践中的行为，使之符合社会伦理道德的要求，把技术的负面影响降至最低点，生殖医学伦理以人权、人道、人性、文化和责任为基础。

人类辅助生殖技术是治疗不孕症的一种医疗手段。为安全、有效、合理实施人类辅助生殖技术，保障个人、家庭以及后代的健康和利益，维护社会公益。严格遵守中华人民共和国卫生部制定的《人类辅助生殖技术伦理原则》。

二、人类辅助生殖技术伦理原则

1. 利于患者的原则

(1) 考虑患者病理、生理、心理以及社会因素，医务人员有义务告诉患者目前可供选择的治疗手段、利弊及其所承担的风险，在患者充分知情的情况下，提出由医学指征的选择和最有利于患者的治疗方案。

(2) 禁止以多胎和商业化供卵为目的的促排卵。

(3) 不育夫妇对实施人类辅助生殖技术过程中获得的配子、胚胎拥有其选择处理方式的权利，技术服务机构必须对此有详细的记录，并获得夫、妇或双方的书面知情同意。

(4) 患者的配子和胚胎在未征得其知情同意的情况下，不得进行任何处理，更不得进行买卖。

2. 同意的原则

(1) 人类辅助生殖技术必须在夫妇双方自愿同意并签署书面知情同意书后方可实施。

(2) 医务人员对具有人类辅助生殖技术适应证的夫妇，须使其了解：实施该技术的必要性、实施程序、可能承受的风险以及为降低这些风险所采取的措施、该机构稳定的成功率、每周期大致的总费用及进口、国产药物选择等与患者做出合理选择相关的实质性信息。

(3) 接受人类辅助生殖技术的夫妇在任何时候都有权利提出终止该技术的实施，并且不会影响对其今后的治疗。

(4) 医务人员必须告知接受人类辅助生殖技术的夫妇对其本人及其将出生的孩子随访的必要性。

(5) 医务人员有义务告知卵子捐赠者对其进行健康检查的必要性，并获取书面知情同意书。

3. 保护后代的原则

（1）医务人员有义务告知配子（精子或卵子）受者通过人类辅助生殖技术出生的后代与自然受孕分娩的后代享有同样的法律权利和义务，包括后代的继承权、受教育权、赡养父母的义务、父母离异时对孩子监护权的裁定等。

（2）医务人员有义务告知接受人类辅助生殖技术治疗的夫妇，他们对通过该技术出生的孩子（包括对有出生缺陷的孩子）负有伦理、道德和法律上的权利和义务。

（3）如果有证据表明实施人类辅助生殖技术将会对后代产生严重的生理、心理和社会损害，医务人员有义务停止该技术的实施。

（4）医务人员不得对近亲间及任何不符合伦理、道德原则的精子和卵子实施人类辅助生殖技术。

（5）医务人员不得实施代孕技术。

（6）医务人员不得实施胚胎赠送助孕技术。

（7）在尚未解决人卵细胞浆移植和人卵核移植技术安全性问题之前，医务人员不得实施以治疗不育为目的的人卵细胞浆移植和人卵核移植技术。

（8）同一供者的精子、卵子最多只能使 5 名妇女受孕。

（9）医务人员不得实施以生育为目的的嵌合体胚胎技术。

4. 社会公益原则

（1）医务人员必须严格贯彻国家人口和计划生育法律法规，不得对不符合国家人口和计划生育法规和条例规定的夫妇以及单身妇女实施人类辅助生殖技术。

（2）根据《母婴保健法》，医务人员不得实施非医学需要的性别选择。

（3）医务人员不得实施生殖性克隆技术。

（4）医务人员不得将异种配子和胚胎用于人类辅助生殖技术。

（5）医务人员不得进行各种违反伦理、道德原则的配子和胚胎实验研究及临床工作。

5. 保密原则

（1）互盲原则：凡使用供精实施的人类辅助生殖技术，供方与受方夫妇应保持互盲、供方与实施人类辅助生殖技术的医务人员应保持互盲、供方与后代保持互盲。

（2）机构和医务人员对适用人类辅助生殖技术的所有参与者（如卵子捐赠者和受者）有实行匿名和保密的义务。匿名是藏匿供体的身份；保密是藏匿受体参与配子捐赠的事实以及对受者有关信息的保密。

（3）医务人员有义务告知捐赠者不可查询受者及其后代的一切信息，并签署书面知情同意书。

6. 严防商业化的原则

（1）医疗机构和医务人员对要求实施人类辅助生殖技术的夫妇，要严格掌握适应证，不能受经济利益驱动而滥用人类辅助生殖技术。

（2）供精、供卵只能是以捐赠助人为目的，禁止买卖，但是可以给予捐赠者必要的误工、交通和医疗补偿。

7. 伦理监督的原则

（1）为确保以上原则的实施，实施人类辅助生殖技术的机构应建立生殖医学伦理委员会，并接受其监督和指导。

（2）生殖医学伦理委员会应由医学伦理学、心理学、社会学、法学、生殖医学、护理学专家和群众代表等组成。

（3）生殖医学伦理委员会应依据上述原则对人类辅助生殖技术的全过程和有关研究进行监督，开展生殖医学伦理宣传教育，并对实施中遇到的伦理问题进行审查、咨询、论证和建议。

第四节　医患关系与伦理

工作人员与患者的关系为平等关系，患者具有独立的人权。患者对就诊、病史叙述、检查和治疗方案的选择、治疗方案的实施以及随访等有决定的权利。为了保障患者的正确选择，医务人员有给患者进行病情和治疗方案的解释、提出治疗建议的义务。为了维护社会、民族和家庭的权利，医务人员有权拒绝不符合医学原则、政策法规和伦理原则的不合理要求与决定。患者有终止就医、监察、治疗和随访的权利。但如果患者的终止行为可能产生不良后果，工作人员应尽一切可能向患者履行告知义务，并尽可能提供恰当的建议。

以平等的方式进行医患间的交往和沟通。医务人员对待患者要热情，不得训斥、嘲笑、责怪和谩骂患者。禁止应用技术对患者实施报复，或者有意忽视副作用，或者过度夸张不良作用以给患者造成与实际情况不符的精神压力，或者诱导患者选择不恰当的检查方法、治疗方案和药物。

第五节　科学研究与伦理

1. 生殖医学科学研究必须符合社会伦理要求，自觉接受伦理委员会的审查和监督。科研立题实施前必须经过伦理委员会审批。

2. 科研活动不得违反我国的法律和行政法规。如果与现行法律和法规相违背，又具有较高学术价值的课题，必须得到卫生部或相关部门的批复同意后方可实施。

3. 充分保障志愿者在科研活动中的人权。科研的自愿者必须在知情、自愿的情况下参与科研计划，并签署知情志愿书。尊重自愿者随时终止参与科研计划的权利，并不对所造成的科研损失负责。

4. 所有科研活动不得超越知情志愿书中规定的方法、目的、用途、权利和义务。如果需要超越知情志愿书的约定范围，必须重新取得自愿者书面的知情同意。

5. 在科研活动中，必须保障志愿者的安全，并建立相应的防范措施。监测在科研过程中产生的对志愿者的不良影响，并及时有效地处理。如果在科研中志愿者因参与科研活动出现较大的危险，应当果断停止，并分析原因和实施解除志愿者危险的措施。

6. 禁止应用对志愿者有严重影响或长期影响（包括社会心理影响）的方式和方法进行科研活动。

7. 志愿者以献身科学事业为目的，禁止接受以经济为目的的科研志愿者，但可以根据志愿者在参与科研活动中的付出和伤害，给予一定的经济补偿。

第二章 人类辅助生殖技术规章制度

第一节 实施技术人员的行为准则

1. 必须严格遵守国家人口和计划生育法律法规。

2. 必须严格遵守知情同意、知情选择的自愿原则。

3. 必须尊重患者隐私权。

4. 禁止无医学指征的性别选择。

5. 禁止实施代孕技术。

6. 禁止实施胚胎赠送。

7. 禁止实施以治疗不育为目的的人卵细胞浆移植及核移植技术。

8. 禁止人类与异种配子的杂交；禁止人类体内移植异种配子、合子和胚胎；禁止异种体内移植人类配子、合子和胚胎。

9. 禁止以生殖为目的对人类配子、合子和胚胎进行基因操作。

10. 禁止实施近亲间的精子和卵子结合。

11. 在同一治疗周期中，配子和合子必须来自同一男性和同一女性。

12. 禁止在患者不知情和不自愿的情况下，将配子、合子和胚胎转送他人或进行科学研究。

13. 禁止给不符合国家人口和计划生育法规和条例规定的夫妇和单身妇女实施人类辅助生殖技术。

14. 禁止开展人类嵌合体胚胎试验研究。

15. 禁止克隆人。

第二节 临床工作人员要求和常规工作制度

一、人 员 要 求

（一）工作人员

临床工作人员指以患者为对象，以医疗为目的，直接接触和操作的执业技术人员，包括医师和护士。医师负责人类辅助生殖技术前患者的病史采集、诊断、治疗方案的选择，人类辅助生殖技术中的药物应用和临床手术操作，人类辅助生殖技术后的临床措施的制定和实施。护士协助医师负责护理工作。

（二）人员组成设置要求

1. 人员数量　根据开展工作的不同，工作量的大小差异，人类辅助生殖技术的人员组成要求也不同。具体请参照卫生部条例。

2. 人员分工　人员分工与机构运行模式有关，但必须具备以下安排：

（1）医师

1）临床负责人：负责该机构和医疗组的临床领导工作。

2）妇产科医师：负责人类辅助生殖技术中女性的医疗工作。

3）男科医师：负责人类辅助生殖技术中男性的医疗工作。

（2）护士：护士长（或护理组长），在临床负责人的领导下组织护理工作；护士，负责护理工作。

3. 人员资质要求　从事辅助生殖临床工作的医师必须符合《中华人民共和国执业医师法》的规定，护士必须符合《中华人民共和国护士管理办法》的规定。此外，各岗位人员还须满足以下要求：

（1）人工授精（artificial insemination，AI）技术

1）临床负责人：由从事生殖医学专业的妇产科医师承担。具备医学本科或以上学历和高级技术职称，或本专业硕士、博士学位并具备中级或以上职称。具备妇产科、生殖生理、生殖内分泌知识和相关临床技能，熟悉 AI 实验室工作。

2）妇科医师：具备本科以上学历和中级技术职称，或本专业硕士、博士学位并具备初级或以上职称。具备妇产科、生殖生理、生殖内分泌知识和相关临床技能，了解 AI 实验室的工作。

3）男科医师：具备医学本科或以上学历和中级技术职称，或本专业硕士、博士学位并具备初级或以上职称。具备男科学（泌尿外科）、生殖生理、生殖内分泌知识和相关临床技能，了解 AI 实验室的工作。

4）护士工作负责人：具备专科或以上学历和中级或以上技术职称。具备妇产科护理的基本知识和技能。

5）护士：必须有护士执业执照。具备妇产科护理的基本知识和技能。

（2）体外受精-胚胎移植（in vitro fertilization and embryo transfer，IVF-ET）技术及衍生技术

1）临床负责人：由从事生殖医学专业的妇产科医师承担。具备医学本科或以上学历和高级技术职称。具备妇产科、生殖生理、生殖内分泌知识和

IVF-ET 及其衍生技术所需要的相关临床技能，并熟悉 IVF-ET 及其衍生技术的实验室工作。

2）妇产科医师：具备医学本科或以上学历和中级以上技术职称，或本专业硕士、博士学位并具备初级或以上职称。具备妇产科、生殖生理、生殖内分泌知识和相关临床技能，熟悉 IVF-ET 及其衍生技术的实验室工作。

3）男科医师：具备医学本科或以上学历和中级以上技术职称，或本专业硕士、博士学位并具备初级或以上职称。具备男科学（泌尿外科）、生殖生理、生殖内分泌知识和相关临床技能，了解 IVF-ET 及衍生技术实验室工作。

4）护理负责人：具备专科或以上学历和中级或以上技术职称的护士。具备妇产科护理的基本知识和技能。

5）护士：具备妇产科护理的基本知识和技能。

建议设立心理咨询人员，熟悉辅助生殖技术相关的心理问题，协助医师向患者解释知情同意书与相关的心理问题，具备专科或以上学历及本专业心理学基本知识。

二、制　　度

制度管理是辅助生殖技术（assisted reproductive technology，ART）临床管理工作的重要部分。实施 ART 的机构须建立严格可行的临床规章制度。以下只对 ART 特殊的制度进行要求，未涉及的部分，按照医疗机构管理的相关制度要求。

（一）工作流程管理与诊疗制度

流程管理是 ART 的实施中十分重要的管理。通过制度和程序使每一个工作环节置于管理体系内。各个机构应当根据自己的技术程序和管理模式建立相应的工作流程管理制度和诊疗制度。由于各自机构的技术程序和管理模式的不同，制度有相应的区别。在程序管理制度建立上，必须确保以下工作得以实施：接诊与诊疗、病例登记、病例讨论、差错讨论、会诊、操作登记、医疗记录、医疗文件交接、医疗标本交接和核查、随访、自查等。

工作流程管理制度需要达到以下要求：

1. 所有的病例和操作必须具有登记管理程序。从程序上杜绝未登记病例进入治疗程序，并确保登记管理的真实性和不可更改性。

2. 确保病例在诊疗程序中的监督的机制，保障正常的诊疗工作，杜绝商业化、不恰当医疗、违反伦理等诊疗活动，杜绝差错。

3. 保障技术流程的衔接与通畅，使工作能顺利进行。涉及医疗文件的交接，必须明确交接地点、内容、时间、责任人签名；涉及医疗标本的交接，还必须保障标本来源和使用对象与医疗方案一致（如配子是否来源于患者夫妇，配子使用的对象等），并进行严格的核查，杜绝差错发生。

4. 保障在ART工作中记录所有的操作和程序。并保障这些记录能按照规定得到妥善保存。

5. 制度应体现以人为本的理念，特别是对患者负责的精神。制度必须可行，有利于技术常规的安全实施。

6. 制度的实施情况必须可以被监测。

7. 生殖中心必须定期会议总结制度及技术实施的经验。

（二）工作人员分工责任制

分工责任制是工作流程得以顺利进行的基础。临床负责人、各专业的各级医师、护理人员、各岗位的工作人员需要有明确的分工和责任。应当根据各自的技术流程和技术常规，确定各工作岗位的各级工作人员职责。分工责任制必须注意以下方面：

1. 岗位设置必须与技术流程和工作流程一致。

2. 符合医疗机构科室岗位设置的要求，符合辅助生殖技术有关岗位设置的相关要求。

3. 各级专业技术人员职责必须与其技术职称相符合。

（三）知情同意制度

知情同意是保护患者利益和医务工作人员双方利益的重要措施之一。机构应当制定必要的制度，以确保知情同意在ART工作中实施，使患者被告知诊疗的过程、检查的目的、诊断、治疗方案、治疗目的、本中心的治疗效果、治疗风险、医患双方所承担的责任和义务、患者的维权、经济消费等情况，提出有医学指征的、最有利于该患者的医疗建议，医师应该尊重患者的自主选择。在制度的设计中应当保障只有经过知情同意过程的病例，诊疗工作才能在工作流程中顺利进行。实施重要诊疗技术须有书面的知情同意记录。

（四）病案记录和管理制度

病案记录是对患者诊疗过程的全面记录，具有两个属性：一是患者的医疗记录，二是法律文献和证据。病历记录和管理制度必须达到以下要求：

1. 保障所有的临床资料、医疗护理和技术操作、病情分析和小结能及时收集和记录到病历中。

2. 制度可行 必须符合国家关于病历的管理规定和人类辅助生殖技术关于病历的相关规定。必须与机构的工作流程相关制度、病历的设计一致。

第三节 实验室工作人员要求和常规工作制度

一、人员组成、设置要求

1. 实验室专业技术人员不少于 3 人，具备细胞生物学、胚胎学相关理论知识及细胞培养、显微操作技能，掌握人类辅助生殖技术的实验室技能，包括培养基制备、选卵、精液处理、受精、胚胎评分、胚胎移植、精子/胚胎冷冻与解冻等知识。

2. 开展卵细胞浆内单精子注射（intracytoplasmic sperm injection，ICSI）技术的机构，至少一人具备熟练的显微操作及体外受精与胚胎移植实验室技能，或已经独立开展卵细胞浆内单精子注射 60 个周期以上，且受精率不低于 70%，临床妊娠率不低于 20%。

3. 开展胚胎植入前遗传学诊断的机构，必须有专人接受过极体或卵裂球活检技术培训，熟练掌握该项技术的操作技能，掌握医学遗传学理论知识和单细胞遗传学诊断技术。

4. 所有实验室专业技术人员都具备按世界卫生组织精液分析标准程序分析和处理精液的技能，至少一人在卫生部指定的机构接受过精子、胚胎冷冻及复苏技术培训，并系统掌握精子、胚胎冷冻及复苏技能，或已经独立开展精子、胚胎冷冻与复苏周期不少于 100 个，胚胎复苏率不低于 70%，冻融胚胎移植后临床妊娠率不低于 10%。

5. IVF/ICSI 周期数超过 1000 个/年的生殖中心应酌情增加实验室专业技术人员，建议年 IVF/ICSI 周期数每增加 200 个，应增加一名全职、全技能实验室专业技术人员。

二、人员资质要求

1. 实验室负责人　必须由医学或医学生物学专业高级技术职称人员担任，具备细胞生物学、胚胎学、遗传学等相关学科的理论及细胞培养技能，掌握人类辅助生殖技术的实验室技能，具有实验室管理能力。

2. 实验室技术人员　必须具备医学或医学生物学专业学士以上学历，或大专毕业并具备中级技术职称。

3. 专业培训要求

（1）已经通过卫生部审核批准的开展人类辅助生殖技术机构，要有计划地安排在职技术人员和新上岗的技术人员培训，包括内培训和外培训。外培训主要包括参加国内外人类辅助生殖技术研讨会/讲习班、在卫生部人类辅助生殖技术培训基地接受系统培训等。

（2）新申请开展人类辅助生殖技术的机构，在申请卫生部专家评审前，实验室负责人及主要技术人员必须到卫生部确定的培训基地接受不少于3个月的培训，并获得相关合格证书。

（3）已经通过卫生部审核批准的开展人类辅助生殖技术机构中的新上岗技术人员必须到卫生部指定的培训基地进修培训，时间不少于2个月，并获得相关合格证书。

（4）卫生部人类辅助生殖技术培训基地由通过卫生部审核批准的开展人类辅助生殖技术的机构提出申请，卫生部组织专家评审，评审认可结果由卫生部公布，经评审认可的培训基地授予《卫生部人类辅助生殖技术或人类精子库培训基地》名称。

（5）卫生部人类辅助生殖技术培训基地面向全国开展人类辅助生殖技术的国家级继续医学教育活动，培训内容侧重于本学科领域的新技术、新方法、新理论。

三、实验室常规工作制度

1. 实验室清洁消毒制度

（1）所有进入实验室的工作人员需更换清洁、消毒的工作服、专用鞋，用洗手液洗手至肘上部位并冲洗干净，戴消毒口罩、帽子，经风淋室后进入实验室。

（2）严格限制进入实验室的人员数量。

（3）无胚胎时可采用紫外线大面积消毒实验室，有胚胎时禁止使用紫外线，随时保持工作区台面、地面的清洁。每天工作结束时用蒸馏水擦拭工作台面，并湿式拖地。若卵泡液等体液污染工作台面时，应及时用75%酒精和超纯水清洁工作台面。

（4）要求定期更换层流间的粗效、中效、高效滤膜，并对层流间进行颗粒计数测试。每年对胚胎培养室层流系统和实验室设备检修一次。定期清洗、更换空气净化设备滤网、空调滤网。

（5）定期进行采卵室、胚胎移植室、培养室、精液处理室空气细菌培养试验，进行空气净化设备出风口空气细菌培养试验。

（6）每天工作结束后将垃圾分类包装，带出实验室，按医疗垃圾分类处理。

2. 实验室核对制度

（1）精液接收、处理、采卵、受精、移植、冷冻、解冻等对配子/胚胎的实验室处理必须两名实验室人员核对，并在相应的记录上签名。

（2）对每个不育者的精子、卵子及胚胎进行严格的编号，并在试管、培养皿、吸管和移液管上标上不育者姓名，由另一名实验室工作人员复核。

（3）所有用品、标本必须标记不育症夫妇全名。

（4）胚胎和配子冷冻严格编号和记录，有传染病（如乙肝）的精子、卵子和胚胎分罐储存。

（5）胚胎冷冻和解冻时须双人核对不育夫妇姓名、储存位置、冷冻时间、胚胎期、胚胎数目、冷冻管数等。

3. IVF实验室常规工作制度

（1）每天工作前半小时检查空调运行状态，胚胎培养室内温度控制在(23±2)℃，湿度40％～60％。

（2）每天工作前半小时开启超净工作台、热台、热板、空气净化设备，并测试所有培养箱的CO_2浓度、温度，操作台面和热板的温度。有配子和胚胎操作时，空气净化设备需开启。

（3）培养箱的CO_2浓度或温度波动超过0.5％要及时校正，并记录校正前后的资料。

（4）每天记录实验室内外的温度、湿度及其变化，包括天气情况。记录实验室内外出现的异常情况，包括异常味道、装修、大范围消毒、毒气泄漏事件等。

（5）按规定的操作常规进行各项实验室操作，严格遵守培养室规章制度。

（6）行走时，持配子和胚胎的人员优先，邻近的其他人员应让行，培养室内不允许倒退行走，避免相互碰撞。

（7）不在同一操作区内同时处理两名或两名以上不育者的卵子和胚胎。不同不育者的配子和胚胎不使用同一支吸管操作。发现不育者身份可疑或标本混乱，必须立即停止操作，核实身份，混乱的标本、用品一律废弃。不得同时交接两份或两份以上的标本。

（8）不得将对胚胎有毒的化学物质和放射源带进胚胎实验室，不将手机带进实验室。进入胚胎培养室的工作人员不得化妆、使用香水和染发。

（9）使用患者的未受精卵、剩余胚胎和精子进行科学研究前必须先征得患者本人同意。

（10）每天实验室工作结束离开时关闭所有照明灯、操作台、显微镜、热板、烤箱、电脑等电器，检查培养箱运行情况。

4. 试剂和耗材管理制度

（1）仔细阅读试剂和耗材的使用说明，注意有效期，每周清理各种试剂和耗材并合理安排使用，避免浪费。

（2）各种试剂的配制均需记录详细过程，包括试剂编号、测量的原始结果、渗透压、配制日期和剂量等。

（3）各种试剂应按照说明书要求存放。

（4）多次使用的试剂盒应注明启用时间。

（5）ART实验室使用的所有商业化培养皿、吸管、培养液、试剂、矿物油等到货时由专人清点、核对并登记，包括到货时间、试剂名称编号、批号、有效期、数量、单价、发票号码、收货人等，并注明冷藏品到货时冰块有无融化。

（6）每项试剂使用前必须完善质控实验，并详细记录结果备查。

5. 实验室仪器设备管理制度

（1）实验室工作人员应熟悉所使用的相关仪器，包括熟悉仪器工作原理。不了解仪器的情况及仪器不正常的情况下不得擅自开动或使用仪器设备。

（2）实验室工作人员每天上、下班时应检查电器。下班时关闭夜间不使用的电器，并关闭电源。

（3）记录各种仪器设备工作状况，有故障应立即通知相关负责人，并在24小时内通知维修单位，及时排除故障，严禁带病使用。

（4）定期通知维修单位检测和保养培养箱、显微镜、纯水仪、冷冻仪等设备。

（5）定期校正温度计、渗透压仪和CO_2浓度测试仪等设备。

第四节　知情同意制度

知情同意是医患关系中涉及的一个最基本的伦理观念与原则，也是医学法中的一个基本原则，是医师绝对道德权威的削弱和患者自主权利意识增强的产物。它不仅是对尊重患者自主权原则和医师行善原则的支持，还体现了患者道德权利与医师道德义务的高度统一。包括两个部分，即“知情”和“同意”。知情，真正的深思熟虑需要足够的信息和理解。而同意，必须是自愿的，是出于受试者自己的自由意志。而且此人必须能够自愿地行动，也必须有行为能力。一般来讲，知情同意应具备五个要素：①信息披露；②表意能力；③充分理解；④自愿；⑤同意决定。信息披露，又称告知或揭示，是指在患者做出决定前对患者所作的信息提供。整个知情同意包括了解权、被告知权、选择权、拒绝权和同意权等。

一、知情同意的内容、项目和制定修改程序

1. 知情同意告知的内容 医师所应披露的信息包括：①所建议和实施该技术的必要性、治疗方案的性质、特性、目的；②该治疗方案的实施程序、主要步骤；③治疗的意义和价值；④治疗方案的预期效果，包括可能带来的不适和可预见之风险、并发症和预期益处；⑤为降低这些风险所采取的措施，发生不适和风险时，联系医师的姓名和联系方式；⑥治疗的保密性；⑦该机构稳定的成功率；⑧每周期大致的总费用及进口、国产药物的选择等与患者作出合理选择相关的实质性信息；⑨接受人类辅助生殖技术的夫妇在任何时候都有权提出中止该技术的实施，并且不会影响对其今后的治疗；⑩医务人员必须告知接受人类辅助生殖技术的夫妇对其本人及其出生后代随访和评估治疗长期影响的必要性。

特殊情况下还需告知：①有无其他可选择、可替代的治疗方案；②其他可选治疗方案（包括不治疗）的预期效果；③医务人员有义务告知捐赠者对其进行健康检查的必要性，并获取书面知情同意书；④告知通过 ART 出生的后代与自然受孕分娩的后代享有同样的法律权利和义务，包括后代的继承权、受教育权、赡养父母的义务、父母离异时对孩子的监护权的裁定等；⑤他们对其通过该技术出生的孩子负有伦理、道德和法律上的权利和义务。

2. 知情同意书的种类 包括 IVF，ICSI，AI，移植冻存胚胎，胚胎着床前遗传学诊断技术（preimplantation genetic diagnosis，PGD），剩余精子、卵子、胚胎知情同意，卵泡囊肿穿刺术，宫腔镜、腹腔镜术前谈话，附睾、睾丸穿刺术，使用供精，减胎，赠卵、受卵知情同意等。

当手术或者治疗中发生特殊情况，需要再次知情同意的情况如下：①患者对促排卵药物反应不良；②卵子未受精，未发生卵裂；③胚胎碎片多，发育缓慢，不符合可用胚胎标准；④促排卵过程中出现影响胚胎着床的情况，如子宫内膜过厚、内膜回声不均、子宫出血、卵巢过度刺激症状等；⑤新药物的临床应用。

若本治疗涉及研究时，须告知：①研究方向和意义；②资助来源（营利、非营利机构）；③如拒绝加入研究或中途退出，不会影响今后的治疗和研究，以及有关的研究权利和利益分配；④预期应用性；⑤潜在的商业价值；⑥任何对医师的激励；⑦承诺不捐赠他人，不产生个体等。

若涉及研究，以下情况需要再次知情同意：①研究方案发生实质性改变时；②研究项目结束前就已经获得可能影响受试者知情同意态度的研究结果；③出现有可能影响对研究产品的风险利益评估的新文献资料；④出现了有可能

影响研究项目的其他新的诊断、治疗、预防方法。

知情同意书应由医疗机构的医务人员起草及修改，均需由中心负责人把关，伦理委员会审核通过。知情同意书中应包括需要告知的所有信息，并要求负责征集知情同意的医师或工作人员也在同意书上签名。

二、知情同意实施的要求

知情同意的实施，简言之，需强调并规范医务人员的告知行为。“告知”是医疗机构及医务人员面对患者首先而且必须履行的义务，也是尊重患者知情同意权的基础。必须以简明、通俗、易懂的语言客观、真实地告知患者治疗的目的、意义、方式、方法、风险（包括可能的预后、并发症、意外等）、费用及医务人员的准备情况等，并在征得患者及家属的口头同意及书面签字后方可实施。

知情同意权实现的具体要求：

1. 信息的揭示　医务人员必须从最优化原则出发向患者提供适当的、足够的、真实的医学信息。信息的适当、真实和准确是实现知情同意的重要前提。信息告知必须根据具体对象，以其能够理解的语言（注意方言）和方式进行深入浅出、通俗易懂的表述，要避免用词过于专业化。医务人员应当客观且适宜地向患者告知、解释其病情信息，告知疾病发展的规律和可能出现的预后及意外情况，并如实地告知治疗的必要性、几种治疗方案的利弊以及自己对几种治疗方案的真实评价意见等一系列知情同意书上所告知的内容。

2. 信息的理解　患者只有在对医务人员提供的医学信息有了正确的、全面的理解后，才能作出自主的决定。因此，对信息的理解是实现知情同意的关键。医务人员应当用通俗的语言，针对患者的具体情况进行解释，以帮助患者充分理解信息，任意地夸大或缩小医学信息或误导、欺骗的信息，都会使患者在错误理解的基础上作出错误的决定，致使患者的知情同意权无法实现。口头解释，并给予患者以充足的时间，阅读这些资料并作考虑。这种解释充分考虑了对象的文化差异性，使文化水平低的参与者容易理解。

3. 自愿的同意　患者在作出决定时，不应受到其他人不正当影响和承受某种压力。医务人员不能以任何形式控制患者接受并非完全必要的手术或者作出违背本人意愿的决定。

4. 同意的能力　同意能力是患者知情同意的前提，是患者理解信息，作出决定的先决条件。患者必须具有作出决定的充分的认识能力和表示同意的能力。需考虑：①患者是否能够领会所接受的信息的意义，具有理解问题的能力；②患者是否能够考虑到其决策所导致的后果，具有对有关选择的逻辑思考能力和推理能力；③患者是否能够准确表达自己的意思，具有表达其真实意思的能力。

因此，知情同意权的主体应该是：

1. 成年患者本人　根据《民法通则》的规定，年满18周岁以上的公民，具有完全民事行为能力的患者；16周岁以上不满18周岁，以自己的劳动收入为主要生活来源的，视为完全民事行为能力人的患者，是知情同意权的主体。

2. 法定代理人　根据《民法通则》和有关医疗服务法律法规的规定，未成年人患者，知情同意权的主体应是其父母。实施ART必须夫妇双方共同知情，男女双方必须到达我国婚姻法规定的年龄（男方达22岁，女方达20岁）；处于精神病发病期、神志不清的患者，其他疾病知情同意权的主体是配偶、父母、成年子女、其他近亲属等，而上述情况不宜实施任何ART技术。

3. 委托代理人　根据《民法通则》的规定，公民、法人可以通过代理人实施民事法律行为。在医疗活动中，患者可以通过书面委托方式委托他人代理行使知情同意权。

书面的知情同意只是保证了该治疗在程序上符合有关规定，它并不能保证该治疗或研究项目真正达到了所要求的伦理学标准。近年来，不少国际组织和国家更加强调知情同意过程本身，认为知情同意不应该只是在宣读同意书后让患者签字的例行公事，而应该是一个互动的过程。医师应该拿出足够的时间和热忱向患者尽可能详细地解释与研究有关的各种细节，考察患者是否真正理解了知情同意书中的内容，给受试者足够的时间和机会进行询问，允许受试者在反复考虑并和他认为必要的人商议后再作决定，并且可以允许患者保留一份知情同意书。由于患者的语言、科学文化水平存在差异，因此应使用他（她）所能理解的语言进行有效的沟通。

在实施人类辅助生殖技术时必须明确，只有在夫妇双方均签署了知情同意书后方可进入治疗周期，亦即夫妇双方均自愿同意知情同意书上所有涵盖的内容时方可开始治疗。在签署剩余胚胎去向时，必须夫妇双方在场，只有夫妇双方才有权决定胚胎的去向和进一步使用的权利归属。在任何情况下，只有一方同意均不能实施该技术或者决定胚胎的处置。

当知情同意涉及研究时，应告知研究将要使用的物质（包括配子、胚胎、体液和组织等）。对冻存配子和胚胎的使用，应该在患者夫妇都认为不再需要冻存配子或胚胎的情况下才能决定供出。并且明确配子和胚胎用于研究是一种捐赠行为，不能被用于金钱交易的商业买卖。有必要向患者提供和说明研究单位的研究资质。

三、实现知情同意权应注意的问题

在医疗实践中，为了保证患者知情同意权的实现，应注意以下几方面的问题：

1. 重视患者本人知情同意权的保护　必须将患者本人作为知情同意权的主要主体。人类辅助生殖技术中必须征得夫妇双方的知情同意，任何一方的意志都不能代替、主宰另一方。

2. 避免医师包办代替　患者知情同意权是患者应有的自主选择和同意的权利。例如辅助生殖技术中进口与国产药的选择，胚胎的移植数量、选择和去向等，均应与患者夫妇协商定夺。

3. 严格履行法律法规规定的程序　在进行侵袭性检查、诊断活动时，探查术中出现术前讨论未预想到的疾病情况时，在开具特殊药品和进行实验性、教学性诊疗活动时，应当制作有效法律证据的告知文书，以保证患者知情同意权的实现。出现异常情况，需再次获得知情同意。

4. 防止片面性的医疗保护　医师在履行告知义务时应防止两种不良倾向：一是简单化、只言片语告知；二是尽量从最危险的结果立场告知患者及其家属，企图保护自己，形成一种“恐吓型”告知结果。片面告知影响了患者对疾病进行比较正确的认识，损害了患者的认识能力、理解能力和判断能力，造成患者对医师的全面依赖，结果是患者一旦对治疗结果不满，难免心有怨气，产生医疗纠纷。

辅助生殖技术的后果涉及个人、家庭、后代甚至家族、社会的利益，因而在进行 ART 时，“受试者的自愿同意绝对必要”。不仅要求参加主体是理性且有判断能力的人，而且必须完全自愿、合意。知情同意也是卫生部所颁布的辅助生殖技术和人类精子库管理的七大伦理原则之一，在辅助生殖领域具有十分重要的地位。

第五节　随访制度

为了了解辅助生殖技术的成功率和安全性、指导患者及时处理不良情况等，医疗机构应指定专人对行辅助生殖技术后的患者进行定期的信息追踪和不定期的信息收集，并记录在案、长久隐秘保存。

一、定期信息追踪

1. 生化妊娠结果　术后第 14～16 天追踪人绒毛膜促性腺激素（human

chorionic gonadotropin，HCG）的检测结果。

2. 临床妊娠结果　术后第 30～35 天追踪第 1 次 B 超结果，确定妊娠位置及胎儿数；推荐术后 50 天 B 超复查。

3. 术后 70 天之内建立围产期保健卡，定期产前检查。

4. 胎儿发育情况　术后第 4 月追踪 B 超监测胎儿发育情况。

5. 新生儿出生情况　术后第 10 个月追踪新生儿体重、性别、生产方式及健康状况。

以上各时间段同时随访受术妇女，如有异常情况应及时增加追踪次数，并对各追踪资料予以详细记录，必要时指导或建议受访者接受相应的医疗措施。

二、不定期信息收集

患者接受辅助生殖技术治疗后遇到特殊情况主动报告或咨询，应及时详细记录和进行医疗指导，必要时增加追踪次数并予详细记录。

第六节　病案管理制度

一、病案管理流程

（一）概述

病案作为患者诊疗全过程中真实、完整、系统的医疗信息载体，对内有医疗、教学、科研的需求，对外有医疗保险、医疗鉴定、医疗预防及卫生经济等特殊性的调用需求。因此重视和加强病案的管理利用工作已经成为各级医疗机构的一项当务之急。人类辅助生殖技术是 20 世纪后期发展起来的一门以解决人类不孕不育为出发点的高尖、新兴医学技术，由于该专科技术的实施具有一定的特殊性，目前尚无规范的病案管理制度和流程。

按照卫生部关于修订人类辅助生殖技术与人类精子库相关技术规范、基本标准和伦理原则的通知，卫科教发［2003］176 号文件附件 1 的规定：人类辅助生殖技术的各种病历及其相关记录，须按卫生部和国家中医药管理局卫医发［2002］193 号“关于印发《医疗机构病历管理规定》的通知”要求，予以严格管理，机构应建立“病案管理制度”。因此生殖中心需制定规范化的病案管理流程和制度，以适应卫生统计改革与发展的需要。

（二）病案编号

1. 建立病历时即按流水号顺序分配病历编号，每 1 名患者只能有 1 个病案号，无论采用哪种技术、治疗几个周期都应归入同一编号。一个患者的多次治疗病案要按时间先后顺序装订在一起，以保证病案的系统性、完整性和医疗的连续性。

2. 各中心还可根据自己的需要按ART技术种类、手术时间、先后顺序分配不同的ART编号，但病案号只能是唯一的流水号。

（三）病案登记

1. 建立和健全各种记录登记本，如ART患者总登记簿（分配病案号）、特殊患者登记簿、ART各类手术登记簿等。

2. 将进入治疗程序的ART患者的基本信息（如病案号、姓名、性别、家庭住址、联系电话、ART种类、备注等）按时间的先后顺序填写在登记簿上，以便于查阅和统计。

3. 助孕手术结束后，详细登记ART助孕情况（包括各种临床和实验室数据），包括纸质登记和计算机登记。可按手术方式分类，将各类病历按日期顺序分别登记在不同的辅助生殖技术登记本上，如IVF-ET登记本、ICSI-ET登记本、供精者精液人工授精（artificial insemination by donor，AID）登记本、丈夫精液人工授精（artificial insemination with husband sperm，AIH）登记本等，同时将病案信息输入计算机。

（四）病案管理

病案管理包括三方面的内容：病案书写、病案管理、病案应用。

1. 病案书写

（1）临床医师和护理人员要按照《病历书写基本规范》（卫医发［2002］190号）的要求，并参照卫生部人类辅助生殖技术病历样本规范书写病案。

（2）病案书写要注意真实性、及时性和完整性，字迹要清晰，要正确使用医学术语。详细记载患者家庭住址、多个联系方式，以确保随诊工作的顺利进行。

（3）病案书写要重点突出，专科检查要详细记载，诊断依据要充分，要体现辅助生殖技术的指征。病程记录要及时完整，特殊情况、会诊记录、术前讨论记录、手术记录、疑难病例讨论要详细记载。

（4）上级医师要及时、认真地审阅和修改下级医师书写的病案并签名。

（5）副主任医师、主任医师和科主任要定期查阅本科病案书写情况，在病案首页上签名，并定期进行总结和公布。

（6）生殖中心要把病案书写质量列为临床各级医师业务考核内容，作为考核的必备项目，并定期奖优罚劣。

2. 病案管理

（1）病案保存：人类辅助生殖技术专科病历的保存可以归属医疗机构档案

室管理，也可由生殖中心自己管理。

医疗机构病案室保存：按照卫生部和国家中医药管理局卫医发［2002］193号“关于印发《医疗机构病历管理规定》的通知”要求及各医疗机构病案管理室管理制度执行；但应专人专柜管理ART病历，并注意ART的保密和伦理原则。供精人工授精病历需永久保存。

生殖中心保存：由于辅助生殖技术的成功率限制，治疗失败的患者需反复就诊，调用病历机会较多，而且辅助生殖技术需定期对治疗结局进行数据自查和评估，因此生殖中心自己保存病历有较多的便利。

生殖中心保存病历时必须做到：①建立专有的病案室，病案室严禁吸烟，要设消防设备，采光和照明要适中，空气要流通，温度要适宜，防止病案纸张变脆、霉烂、虫蛀和鼠咬；②档案管理应专人专管，负责病案的收集整理和保管工作，禁止非相关人员随意进入和调用；③患者档案的具体内容包括其身份资料、病史资料、治疗经过、结果和随访资料，以及各种辅助检查等；④应同时具有文本档案和电子档案的管理，禁止非相关人员随意调用。电子档案应保存于专用计算机中，设置密码。计算机联网者，需设置网络共享密码，应有备份资料。

（2）病案管理流程：①建立病案管理制度是做好病案管理工作的基础和保障：如病案室管理制度、病案管理人员职责、病历复印及封存制度等。②专人负责病案管理。③建立规范化的编号登记制度和管理流程。④病案收集和整理：各种检查、检验回报单要及时收回并粘贴于病历上。由于ART技术的特殊性，治疗的各种随访结果由专人及时填写在ART随访记录上。一般在治疗结束的5个工作日内及时回收治疗周期结束的临床和实验室记录，收回的病案应和患者登记簿人员核对姓名，避免差错和丢失。病案回收后，及时检查、整理、分类、排序、装订。病案采用硬纸封皮，并进行装订。⑤建立患者姓名索引、手术索引和病案号索引等：填写姓名及手术索引卡片，按索引卡片排列，顺序放入卡片柜。手术索引卡片按各类手术年、月、日先后顺序排列。同时建立计算机登记和索引，以利于采用任意信息都能随时查找和调用病历。⑥病案整理及登记完毕后要及时归档。病案上架原则上应按病案流水号顺序排列，宜采用尾号切口排架法或尾号排列法排架，便于查找，便于归档。超过10年的病案整理后可拍摄成缩微胶片保存，也可录入“光盘”保存。用缩微胶片和“光盘”保存病案的中心，应按需要购置必要的观片设备。供精人工授精档案应永久保存。

3. 病案应用——借阅管理

（1）借阅权限：①非直接从事人类辅助生殖技术临床和科研的本院人员、

退休人员、进修人员、实习人员等皆无权调阅和使用 ART 病案，并不得从病案室、科室或住院病案室擅自取走病案，进修 ART 的医师如所在科室有指定任务，应先经所在科室负责人批准审批后，方可借阅；②患者夫妇本人，需携带有效身份证件同时到场，方可复印 ART 病案中的客观资料部分，但不得带走原始病案；③患者转到其他医疗机构继续治疗时，医师可根据病历出具患者病情介绍，但不得带走原始病案；④公安或司法机关办案需了解病案资料，需出具采集证据的法定证明及执行公务人员的有效身份证明到病案室复印客观病案，原病案不得外借。

（2）借阅管理：①ART 病历借阅时应注意遵循保密和伦理原则。②病案室应设病案阅览室，供一般调阅、病案讨论和科研分析使用，病案不借出病案室，缩微胶片和“光盘”严禁外借，只限在病案室使用，既有利于病案的管理，又可解决交叉使用的问题。③大量病案借阅应先预约好提供日期，也可酌情采取分批提供办法分期提供，以免大量病案积压在一人之手，影响他人使用和丢失。④借阅病案要办理登记手续，不得在病案上标注、涂改、污损、撕页、拆封、丢失，并按期归还。借阅时须登记患者病历号、姓名、借阅者、借阅时间，并由借阅人签字；归还病历时须登记归还时间，归还人和病案管理人员同时签字。借阅和归还的病案，要逐份核对清楚。⑤未经中心负责人同意，病历一律不得借阅，若需借阅病历，应写出书面申请由中心负责人签字。⑥除司法机关出具公函外，其他任何人在查阅档案时，要隐去 ART 夫妇的身份资料和详细地址，非相关人员一律谢绝查阅。除涉及对患者实施医疗活动的医务人员及医疗服务质量监控人员外，其他任何机构和个人不得擅自查阅患者的病历。⑦若患者夫妇需复印病历，必须带齐个人身份证明（夫妇结婚证、身份证），且夫妇同时到场写出书面申请，经医务部门同意，方可按医疗机构规定复印有关内容；若夫妇未同时到场，凭证件只能复印本人资料。复印后须经中心负责人审查，加盖中心公章，病案管理员在登记本上登记复印内容，患者夫妇、中心负责人或临床负责人及病案管理员签字后方可交给患者。⑧中心工作人员提取档案者，必须严格遵守保密制度，不得泄密、失密、污损或涂改病历。

4. 病案应用——病历复印及封存要求

（1）根据中华人民共和国《医疗事故处理条例》和《医疗机构病历管理规定》等法规，病案室可以为申请人复印或者复制的病历资料包括：门（急）诊病历的住院志（即入院记录）、住院病历中的住院志（即入院记录）、体温单、医嘱单、化验单（检验报告）、医学影像检查资料、特殊检查（治疗）同意书、手术同意书、手术及麻醉记录单、病理报告、护理记录、出院记录。病案室不可以为申请人复印的病历资料包括：病程记录、死亡病例讨论记录、疑难病例讨论记录、上级医师查房记录、会诊记录。生殖中心复印病历内容参照以上规定执行。

（2）病历复印手续及应提供的相关证明：只允许患者夫妇、保险机构、公安和司法机关，持有效证件到病案室复印病历的有关资料。病历复印者应当提供的有效证明材料：若为患者本人，应提供本人的有效身份证明；若为患者代理人，应提供患者的有效身份证明、代理人的有效身份证明、患者与代理人关系的法定证明；若为死亡患者近亲属，应提供患者死亡证明、近亲属的有效身份证、死者与近亲属关系的法定证明；若为死亡患者近亲属代理人，应提供患者死亡证明、近亲属的有效身份证明、代理人的有效身份证明、死者与近亲属关系的法定证明、代理人与近亲属关系的法定证明；若为保险机构，应提供保险合同复印件、有效身份证明、患者（死者亲属）或代理人同意的法定证明；若为公安、司法机关，应提供法定证明、有效身份证明等。

（3）病历封存的处理程序：患者提出病历封存→报医政科，①封存病历原件：医患双方在场→双方签字封存→病案统计室盖章（病案室留原件）；②封存病历复印件：医患双方在场→双方签字封存→病案统计室盖章（病案室、患者各保留复印件）。

（五）病案管理工作流程

进入周期时病历编号登记（总登记簿）→各种检查、检验回报单、三证的收集、粘贴→病历书写完成→临床及实验室治疗过程记录→治疗结束病案收集→病案整理、排序、装订→助孕方案登记→病案登记→建立患者姓名索引、手术索引、病案号索引、计算机索引→病案归档保存→病历借阅管理。

二、ART 病案管理室职能

1. 病案管理室在中心负责人的领导下，在医疗机构病案管理委员会指导下工作。

2. 病案管理人员必须严格履行岗位职责，依据有关法律、法规办理公务。

3. 及时完成病案的收集、整理、装订、分类、编目、录机、质控、交接、入库、保存、借阅、供应、回收等日常工作。

4. 依法收集医疗信息，进行数据统计、分析，准确、及时提供各类信息和统计报表。

5. 为临床和实验室提供医疗、教学、科研所需的病案及必需的统计数据；为中心及医疗机构管理提供决策的依据；为医务人员、患者和社会有关机构提供满意的服务。

6. 负责各种医疗记录，表格的审定，避免重复印制和不规范的表格进入病案。

7. 减轻、维护病案管理信息网络，开展病案管理的科研工作。

8. 有计划地对病案管理人员进行专业培训，提高人员素质和专业水平。按有关规定对所属人员进行考核。

三、ART病案管理制度

1. ART患者应有完整的病案。

2. 医疗机构或生殖中心必须建立ART专用病案室，负责病案的收集、整理和保管工作。

3. 凡进入治疗周期及结束后的病案都应回收到病案室，病案室应定期回收并注意检查病历各栏是否完整，同时要填好分类卡片，依序整理，装订成册，并按照序号排列后上架存档。

4. 生殖中心病案原则上应永久保存；供精人工授精病案必须永久保存。

5. 病案只限于生殖中心临床、教学、科研人员借阅，且不得随意带出病案室。借阅病案，要办理借阅手续，阅后按期归还。对借用的病案，应妥善保管和爱护，严禁任何人涂改、伪造、隐匿、销毁、抢夺、窃取病历资料。除涉及对患者实施医疗活动的医务人员及医疗服务质量监控人员外，其他任何机构和个人不得擅自查阅患者的病历。

6. 只允许患者夫妇、保险机构、公安和司法机关持有效证件复印病历的有关资料。

7. 按卫生部《医疗机构病历管理规定》要求可以复印病历。复印归档后病历有关资料必须到病案室办理。

8. 复印或者复制病历资料时，应当有病案室工作人员和申请者在场，复印或者复制的病历资料经申请人核对无误后，需加盖病案室证明印章方视为有效。

9. 病案室受理复印病历资料完毕后，可以按照省物价部门规定向申请者收取工本费，并出具发票。

10. 严禁医务人员违反规章制度私自帮助患者复印或者复制病历的有关资料。

四、医疗登记和统计制度

1. 医疗机构必须建立和健全登记、统计制度。

2. 各种医疗登记，要填写完整、准确，字迹清楚，并妥善保管。临床各科要填写好病案首页、出院卡片、出入院登记，并按时填报病员流动日报。门诊各科应填写好病员流动情况和门诊登记。医技科室应做好各项工作的数量和质量登记。

3. 医疗质量统计，一般包括 IVF-ET/ICSI 的成熟卵细胞（MⅡ）率、受精率、卵裂率、种植率、临床妊娠率、流产率、多胎妊娠率、冻融胚胎复苏率、种植率、手术并发症，以及科室工作数量、质量等。

4. 中心应根据统计指标，定期分析医疗效率和医疗质量，从中总结经验，发现问题，改进工作。

5. 中心负责人要督促并检查医疗统计工作，按期完成各项统计报表，审阅后，报卫生部相关行政部门。

五、病案信息

（一）信息化病案管理系统的建立

随着信息化时代的来临，计算机已在医疗机构医疗、教学、科研、管理的各个方面得到越来越广泛的应用。计算机化的信息管理系统已成为现代化医疗机构运营必不可少的基础设施与技术支撑环境。辅助生殖技术的数据库是生殖中心进行管理、质量控制、数据分析、科学研究和询证的重要工具和平台。

一个真正优质的医疗信息数据库管理系统需要具备以下特点：①大容量的、超时间、功能伸展性强的构架设计，便于今后系统的升级换代；②可靠、稳定、安全的数据保存和处理能力；③输入便捷、操作流畅、权限清晰、输入的错误率低；④数据统计功能强大，方便对库里的大量分类数据进行分析、归纳和总结；⑤界面设计美观大方、亲和力强，操作方便而简洁；⑥容易形成电子病历、治疗小结和各类文档。

目前辅助生殖技术数据库的来源有：①自行开发设计使用；②商业化数据库；③药品公司或 ART 产品公司开发赠送等。

（二）辅助生殖技术信息数据库的基本特征

1. 记录在中心就诊患者（夫妻双方）的基本资料，作为本系统的一个最基本的组成部分，及时提供医疗临床作业、中心管理分析以及统计等所需的全面患者信息。

2. 借助共享患者基本信息和治疗信息，改善现行工作方式，在多次治疗过程中避免资料的重复输入，提高工作效率。

3. 提供进入周期治疗的患者的治疗动态，包括各周期的治疗状况和进展，一方面帮助临床和实验室更好地协同工作，另一方面帮助中心制订和调整接诊计划和就诊流程，提高就诊效率和准确率。

4. 提供智能化的患者后续跟踪和随访，帮助中心及时准确地了解各种治疗的结局以及后代健康情况等；帮助随访人员最大限度地降低工作量，提高随访的效率和准确率。

5. 设置多种周期多种治疗手段的标准程序，帮助医师根据患者的治疗现状，合理实时地调整用药方案、掌握适应证，以及监控副反应，提高医疗的规范水平。

6. 提供冷冻配子和冷冻胚胎的管理，使患者、周期、卵子和胚胎的复杂管理在整个系统中很好地协同，可以准确及时地检索目前冷冻库中配子和胚胎的情况，也可以管理所有的冷冻、解冻程序以及销毁记录。

7. 提供精子库供精标本的有效管理，帮助中心及时准确地了解标本的使用情况以及相应周期的治疗和随访；帮助标本管理人员降低工作量，降低出错的机会，同时在一定程度上辅助标本的筛选工作。

8. 提供多种全面的统计报表和原始数据，用来进行质量控制、业务分析，作为人类辅助生殖技术统计的上报报表，以及作为科研的循证依据等，同时提供丰富的本地化的电子文档格式。

9. 提供可自由分级、分组的权限管理，可以配置管理能够登录本系统的人员及其具有的操作权限和时效等。

10. 提供先进的软件开发采用的编程语言和版本号（支撑软件、数据库）、软件运行硬件环境（机型及CPU、内存、硬盘容量）、软件运行软件环境（操作系统、支持软件的名称及版本号）、源程序量等数据库技术参数。

（三）统计管理使用

数据库的统计功能和能力是品质的指标，目前常用的有两种统计形式：

1. 按卫生部统计报表的项目，以及统计参数和定义的诠释，按设置的固定公式，进行辅助生殖技术临床和实验室的各种数据计算，形成固定的统计报表。满足大多数临床和实验室进行自查和质控的要求。

2. 在数据库中选择参数，进行各种数据项目的自由选取和组合，导出数据到专业统计软件中进行进一步的计算，得到一些有关联的计算结果和科学结论。适用于大量循证医学的科学研究，对指导辅助生殖技术的科学研究有重要的价值。

第二篇　临床部分

第二篇　辨证施食

第三章　不孕症的检查步骤与诊断

不孕症是指育龄夫妇在无避孕情况下，有正常性生活同居1年或以上而未妊娠者。一对生育能力正常的夫妇每个月经周期的自然受孕率大约是20%～25%；婚后1年内初孕率为90%左右，婚后2年内初孕率可达95%左右。

不孕可分为原发不孕和继发不孕。原发不孕指从未妊娠者；继发不孕为曾经妊娠（包括任何形式的妊娠，如足月产、早产、流产、宫外孕、妊娠滋养细胞疾病等）而后又不孕者。不孕症女方因素约占40%，男方因素约占30%～40%，男女双方因素约占20%，不明原因约占5%～10%。应对男女双方进行全面的不孕检查后方能准确诊断。

第一节　女性不孕的检查步骤与诊断

一、病史收集

1. 婚姻史　男女双方结婚年龄，健康状况，夫妇是否两地分居，有无性生活困难或性功能障碍。随着年龄增大生殖能力下降。性生活异常将影响生育甚至不孕，器质性病变以及心理因素，如女方阴道痉挛症和男方阳痿、早泄等均可影响性生活。

2. 生育史　婚后采用过何种避孕方法及其时间，妊娠史、流产史、分娩史，尤其注意既往有无缺陷儿出生史。对继发不孕应了解以往流产史或分娩的经过、术中出血情况、术后有无感染和恢复情况等。有宫腔操作史及盆腔炎史可行子宫输卵管造影（hysterosalpingography，HSG）或超声下宫腔输卵管通液等，了解宫腔和输卵管情况。

3. 月经史　包括初潮年龄、月经周期、月经量，以及有无痛经。月经周期不规则者多有排卵障碍，有痛经史者需要考虑子宫腺肌病或盆腔子宫内膜异位症的可能，可以进一步经过超声检查，甚至腹腔镜检查确诊。月经周期规律但月经量过多者，要排除子宫黏膜下肌瘤、子宫内膜息肉等。

4. 过去史　了解有无性传播疾病史、生殖器炎症和结核病尤其腹腔结核等，以排除可能引起的盆腔粘连、输卵管阻塞等；肝脏疾病和肾脏疾病等可引起激素代谢异常，影响卵巢功能；是否有其他内分泌或代谢性疾病（甲状腺、垂体、肾上腺疾病，糖尿病）、精神刺激、体重改变等导致生殖内分泌异常；可能影响生殖器功能的盆腔、生殖器手术史；可能影响生殖功能的精神药物、治疗胃病的药物、降压药物、免疫抑制剂和抗肿瘤药物等应用史。

5. 个人史 了解患者的职业、不良环境接触史、冶游史、烟酒嗜好、吸毒史等。

6. 家族史 重点了解有无家族遗传性疾病、肿瘤等病史，以及相似病史。

7. 心理咨询 强烈盼孕造成男女双方精神过度紧张，可引起双方整个机体内分泌环境的变化而致不孕。

二、体格检查

全身检查时应注意第二性征发育情况，毛发分布、体重，并注意体态特征有无异常。妇科检查应注意内、外生殖器的发育，有无畸形、炎症或包块等。通过病史询问及全身体格检查后，应进行排除全身性疾病的辅助检查，如怀疑结核病，则行结核菌素试验及拍摄胸片等检查；如怀疑有甲状腺功能亢进或低下，应行有关甲状腺功能的检查；如怀疑垂体病变，行蝶鞍影像学检查、血泌乳素（PRL）测定等；如怀疑肾上腺疾病，检测尿 17-酮、17-羟类固醇及血皮质醇等。

三、辅助检查

1. 卵巢功能检查 了解卵巢有无排卵及黄体功能状态。主要的检查方法有：

（1）基础体温测定：基础体温双相，通常说明有排卵或体内有孕酮产生；高温相上升缓慢、持续时间<11 天，考虑黄体功能不足；无高温相出现者为单相基础体温，通常表示无排卵。

（2）宫颈黏液评分：在雌激素影响下，宫颈黏液和宫颈会产生一系列物理化学的变化，诸如黏液量变多，拉丝度变长，出现羊齿状结晶，同时宫口呈瞳孔样改变，排卵后受孕激素影响，宫颈评分骤减。

（3）阴道细胞学检查：雌激素高度影响时，上皮角化细胞可达 60%。

（4）B 超监测卵泡发育及排卵：观察卵泡发育过程、卵泡所在部位、卵泡大小和数目、卵泡形态和成熟卵泡突然消失（排卵）等。

（5）诊断性刮宫或子宫内膜活组织检查：除检查卵巢功能外，还可以排除子宫内膜结核、息肉等其他病变。

（6）血清雌二醇（E_2）、孕酮、黄体生成素（LH）峰或尿 LH 峰监测：

随着卵泡发育，出现E_2高峰，在E_2峰值形成约24小时后形成LH高峰及促卵泡素高峰。LH峰出现至消退持续时间约54小时：LH峰上升期约16～20小时，高峰平台期约16小时，LH峰值下降较缓慢，约20小时。LH下降后发生排卵，血孕酮值开始明显上升。

（7）腹腔镜直接观察排卵情况、黄体形成等征象。

2. 输卵管通畅试验　常用的检查方法有：

（1）输卵管通液术。

（2）子宫输卵管碘油造影。

（3）B超下子宫输卵管造影。

（4）腹腔镜下输卵管通液术。

输卵管通液术简便价廉，但准确性不高。腹腔镜下输卵管通液术是输卵管检查的金标准，同时可行粘连分离术、造口术等。子宫输卵管造影还可以明确输卵管阻塞的部位，子宫有无畸形、粘连、黏膜下肌瘤以及子宫内膜息肉、输卵管结核等，是目前最常用的方法，与腹腔镜的符合率约70%。

3. 腹腔镜检查　输卵管通畅试验提示输卵管病变或盆腔粘连，或上述各项检查均属正常而仍未怀孕者，可作腹腔镜检查进一步了解盆腔情况。可直接观察子宫、输卵管、卵巢有无病变或粘连；并可结合输卵管通液术，在液体内加以染料（如亚甲蓝），于直视下确定输卵管是否通畅；盆腔、输卵管周围粘连可行粘连分离术；输卵管伞部阻塞可行造口术或成形术；输卵管病变严重者可行输卵管切除术；此外，对卵巢子宫内膜异位囊肿行囊肿剔除术，卵巢表面、盆腔腹膜等处的子宫内膜异位结节可以作电凝，必要时在病变处取活检。

4. 宫腔镜检查　近年应用宫腔镜检查了解宫腔内情况，可发现宫腔粘连、黏膜下肌瘤、息肉、子宫畸形等，并实施手术，对不孕症的检查有实用价值。

5. 血染色体检查　对闭经或月经异常伴或不伴体态异常、多次不明原因流产、既往缺陷儿出生史者，了解有无染色体疾病。

6. 男女双方免疫学检查　排除免疫因素引起的不孕。

（1）性交后试验：目的在于了解精子对子宫颈黏液的穿透性能，同时还可以了解宫颈黏液性状、精液质量及性交是否成功等有关情况。选择在预测的排卵期进行（通过基础体温或通常的月经周期长度、宫颈黏液变化、超声排卵监测来推算），试验前至少2天避免性交，在性交后9～24小时内检查，取阴道后穹隆液检查有无活动精子，如有精子证明性交成功，然后取宫颈黏液，如每高倍视野有20个活动精子即为正常；如果初试结果阴性或不正常，应重复进行性交后试验。如果精子穿过黏液能力差或精子不活动，应怀疑有免疫问题。

同时检查宫颈黏液，如拉丝长，形成典型羊齿结晶，可以认为试验时间选得合适；如宫颈有炎症，黏液变黏稠并有白细胞（WBC）时，不适于此试验，需治疗后再进行。

（2）宫颈黏液、精液相合试验：试验时间选在预测的排卵期，在玻璃片上先放一滴新鲜精液，然后取子宫颈黏液一滴放在精液的旁边，距离 2～3mm，不要盖玻片加压，以手轻轻摇动玻片，使两滴液体互相接近，在显微镜下观察精子的穿透能力，如精子能穿过黏液并继续向前运行，表示精子活动力及宫颈黏液的性状都正常，黏液中无抗精子抗体。

（3）测定血液中抗精子抗体。

四、诊　　断

1. 输卵管性不孕　凡是引起输卵管拾卵、运送配子或受精卵障碍的因素均可导致不孕或不育，包括输卵管炎症、子宫内膜异位症、各种可能影响输卵管的手术、输卵管周围的病变影响、输卵管发育异常等。

2. 排卵障碍性不孕　无排卵、黄体功能不全、卵泡发育障碍、卵泡发育不均等均可引起不孕。

排卵障碍的病因如下：

（1）下丘脑功能失调导致排卵障碍：如精神创伤、全身严重消耗性疾病等。

（2）垂体性排卵障碍：垂体肿瘤、垂体破坏、席汉氏综合征、高泌乳素血症等。

（3）卵巢性排卵障碍：先天性卵巢发育不全、各种原因引起的卵巢早衰、卵巢功能性肿瘤。卵巢子宫内膜异位症不但破坏卵巢组织，且可造成严重粘连而致不孕。

（4）多囊卵巢综合征。

（5）黄素化未破裂卵泡综合征。

（6）其他：内分泌代谢方面的疾病，如甲状腺、肾上腺功能失调、重症糖尿病和重度营养不良等也能影响卵巢功能导致不孕。

3. 子宫性不孕　先天性子宫发育不良、始基子宫、先天性子宫畸形等严重影响受精卵着床；子宫腔病变，如子宫黏膜下肌瘤、内膜息肉、内膜结核、宫腔粘连、子宫内膜炎、子宫内膜创伤等均可使宫腔狭窄、瘢痕形成、阻塞而致不孕；子宫内膜分泌不足使受精卵着床环境不良；子宫内膜局部免疫细胞异常导致精子运送障碍和胚胎着床失败。

4. 宫颈性不孕　宫颈息肉、宫颈肌瘤可阻塞宫颈管导致不孕；重度的宫颈炎症可改变黏液性状，炎性物质可杀伤精子影响受孕；体内雌激素分泌不足使宫颈黏液稠厚，不利精子的活动和进入子宫腔也可造成不孕。性交后试验是最常用的检查宫颈黏液量和精液-黏液相互作用的方法。

5. 阴道因素

（1）阴道畸形或狭窄：如阴道横隔、先天性无阴道、处女膜闭锁、阴道粘连瘢痕性狭窄等可影响性生活并阻碍精子通过。

（2）严重的阴道炎：大量的白细胞和炎性细胞消耗精液中存在的能量物质，降低精子活力，缩短精子在女性生殖道生存的时间而致不孕。

6. 免疫性不孕　是由于生殖系统的自身免疫或同种免疫所引起的。自身免疫表现为女方血清中存在抗子宫内膜抗体、抗卵细胞透明带抗体；前者使子宫内膜着床环境发生变化而抗孕卵种植，后者与透明带起反应使透明带坚硬而阻碍精子穿透。同种免疫主要是精子、精浆或受精卵作为抗原物质，被女方生殖道吸收后，产生抗精子抗体，使精子失去活力，不能与卵子相结合或受精卵不能着床。

第二节　男性不育的检查与诊断

一、男科病史

1. 对男性不育患者诊断时，应详细了解生育相关病史，详细记录不育所经历的时间、过去生育史、所采用节育方法、夫妻性生活的频率及时间。

2. 对不育合并男性性功能障碍患者进行诊断时，应充分了解患者的阴茎勃起功能与射精功能。了解性交过程中双方有无性刺激，患者是否真正了解性刺激的含义。询问患者有否自发勃起、夜间勃起或晨间勃起，了解其勃起的程度及持续时间。了解阴茎勃起后能否插入阴道，射精是在插入阴道前或插入后，反复抽动阴茎能否产生快感或射精，射精时有否不适感。可采用国际勃起功能指数（IIEF）评价勃起功能。

3. 应询问患者有无泌尿生殖道感染、性传播疾病和腮腺炎性睾丸炎的病史。对不育合并会阴部疼痛或尿道症状，怀疑其有前列腺炎时，应详细询问会阴或骨盆部疼痛性质、特点、部位和排尿异常等症状；了解治疗的经过和复发情况；评价患者心理状态和患病后对生活质量的影响程度；推荐应用美国国立卫生研究院制订的慢性前列腺炎症状评分（NIH-CPSI）进行评估。若患者有双侧附睾炎病史且无精子，提示附睾管梗阻。

4. 仔细询问患者的发育史，了解有无隐睾史、是否行睾丸下降固定术或手术时间。了解患者青春期出现时间，有否延迟或缺失。了解患者有否男子乳房女性化的病史。

5. 了解患者的既往手术史。骨盆部位或腹膜后的手术有可能影响患者的勃起及射精功能；膀胱颈部的手术可引起逆行射精；腹膜后的淋巴结清扫可损伤交感神经，从而引起不射精或逆行射精；在疝修补术中，输精管可被意外损伤或睾丸血液供应被切断；任何阴囊部手术，如鞘膜积液手术，均可能导致输精管和（或）附睾损伤；睾丸损伤或睾丸扭转可以导致睾丸萎缩。

6. 了解患者在3个月内是否有精液分析异常或全身疾病史。

7. 了解患者药物史与工作环境、吸烟史。

8. 了解患者家族史，并注意对女性生育能力评估。

二、体 格 检 查

1. 对男性不育患者应全面进行体格检查，确定与不育相关的异常与畸形。

2. 对患者的体质状况及男性性征加以评估。

3. 检查阴茎以确定有无尿道下裂和严重的阴茎弯曲，注意是否存在阴茎硬结症。

4. 对阴囊内容物的检查应当在温暖的房间中进行，使患者的阴囊能够充分松弛。触诊以确定双侧睾丸体积、质地和是否存在结节，明确是否存在睾丸外包块。睾丸体积可使用睾丸模型、测径器、睾丸测量板、超声检查进行测量。触诊附睾有否异常，如果触及硬结或囊性附睾扩张，则提示有附睾管阻塞可能。精液囊肿以及附睾囊肿经常可以触及，但与附睾阻塞无关。

5. 触诊输精管明确其存在与否，并确诊其异常部位。

6. 检查精索确定有无精索静脉曲张。轻度精索静脉曲张（Ⅰ级）只在做Valsalva试验时触及；中度精索静脉曲张（Ⅱ级）在站立位时可以触及，但不能观察到；重度精索静脉曲张（Ⅲ级）透过阴囊皮肤可以观察到曲张静脉。

7. 经直肠指诊评估前列腺的情况，了解前列腺的大小、质地、有无结节，同时注意前列腺上方的精囊是否有囊状扩张。直肠指诊有助于鉴别疼痛的原因是否来自会阴、直肠、神经病变或前列腺其他疾病。必要时按摩前列腺，获得前列腺按摩液（EPS），进行常规分析和细菌培养。

三、男性不育诊断治疗的总原则

夫妇婚后同居未避孕1年以上而未育，由男方原因引起的不育，称为男性不育。此外，不育也可由于男女双方共同的原因引起。对男性不育诊断与处理，应遵循循证医学原则。不育夫妇双方共同参与诊断治疗，并兼顾诊疗的成本与效益。

1. 对病因诊断明确，针对病因进行治疗。

2. 对病因未明者，可选择经验性治疗。

3. 在选择治疗策略时，首先应选择损伤小的技术［宫腔内人工授精（intrauterine insemination，IUI）或常规 IVF］，其次选择较复杂、昂贵、损伤性方法（如 ICSI 和睾丸活检等）。

推荐按照以下 WHO 分类方法对男性不育进行具体处理

（一）男子性功能障碍

男子性功能包括性欲唤起、阴茎勃起、阴茎插入阴道、性欲高潮-射精和性满足 5 个环节，其中任何一个环节中发生的障碍称为性功能障碍。

【临床表现】

1. 阴茎勃起障碍　包括勃起功能障碍（ED）、阴茎异常勃起。

2. 射精功能障碍　包括早泄、不射精和逆行射精。不射精症表现为性交正常但不能达到性欲高潮和射精。逆行射精表现为性交正常，有性欲高潮，但无精液射出体外，检测性交后尿液发现精子。

3. 性欲障碍　包括性欲低下、性厌恶、性欲倒错和性感觉障碍（性交疼痛、性高潮缺乏等）。

【治疗原则】

1. 当不育的主要原因为勃起功能障碍（ED）时，推荐按照中华医学会男科学分会制订的勃起功能障碍诊疗指南进行三线治疗。

2. 不射精症

（1）对患者病因进行器质性和心理性原因评估，并进行对因治疗。

（2）若无效，用按摩器或经直肠电刺激仪取精后，首选 AIH。

（3）若 AIH 失败，或精液质量差的患者可选择行 IVF 或 ICSI 治疗。

（4）如果上述方法都失败，则选择附睾、输精管或者睾丸取精行 ICSI 治疗。

3. 逆行射精

（1）可采用 α-肾上腺素能交感神经兴奋剂治疗。

（2）若无效，则在性高潮后碱化的尿液中收集精子，行 AIH 或 IVF；或睾丸/附睾穿刺取精，行 ICSI 治疗。

（二）免疫性不育

【临床表现】

1. 检测精液发现，至少有 50%的活动精子被免疫珠所包被。

2. 经抗体生物学检测加以确诊，可选择精子-宫颈黏液接触试验、体内性交后试验或体外精子-宫颈黏液接触试验。

【治疗原则】

1. 如果精子异常，治疗相关因素，如精索静脉曲张、感染或不完全梗阻等。

2. 不明原因者选择 AIH。

3. 若 AIH 治疗 2～3 个周期没有成功受孕，或者严重少、弱、畸精子症，推荐行 IVF 或 ICSI。

（三）不明原因不育

【临床表现】

无勃起功能异常和射精障碍，且精液分析正常，无其他原因者，同时女方无明显的不孕原因时可诊断不明原因不育。

【治疗原则】

1. 若不育年限短（<2 年）且女方年龄<32 岁，可采用期待治疗。

2. 若不育年限>2 年，或女方年龄>32 岁，或期待治疗失败者，可采用促排卵及 AIH。

3. 若 AIH 治疗 2～3 个周期没有成功受孕，推荐行 IVF 或 ICSI。

（四）单纯精浆异常

【临床表现】

1. 精液中精子正常，但精浆的物理性质、生化、细菌内容物、白细胞数或者精液凝集异常。

2. 混合抗球蛋白反应（MAR 法）或同时免疫珠试验检测阴性。

3. 无法判定是否有附属性腺的感染或者其他疾病。

【治疗原则】

1. 首先对女方因素进行评估。

2. 精液处理后行 AIH 治疗。

3. 无效时采取 IVF 及其衍生技术。

（五）医源性不育

考虑由药物或手术因素引起的不育为医源性不育。

【临床表现】

有可能对生育能力有不良影响的药物使用史和（或）手术史。

【治疗原则】

1. 尽可能更换治疗方案，替代影响生育的药物。

2. 在接受化疗或者放疗前，在精子库冻存精子。

3. 输精管结扎术者行显微外科复通术。

4. 复通术失败，按特发性无精子症或者特发性少精子症治疗，但不需遗传学筛查。

5. 输精管结扎术后显微外科手术失败后，进行第二次手术也值得考虑。

6. 根据精液质量按特发性不育治疗。

(六) 全身性原因

【病因】

1. 精子异常与下列全身因素有关 全身性疾病、过度饮酒、吸毒、环境因素。

2. 最近6个月内高热或者纤毛不动综合征等。

【治疗原则】

1. 治疗现有疾病，避免环境因素对精子的进一步影响，避免酗酒和吸毒，纠正不良生活习惯。

2. 若无效，按照特发性不育治疗。

3. 纤毛不动综合征可经电子显微镜确认。可对患者进行遗传咨询后行ICSI治疗。

(七) 先天性或遗传学异常

有隐睾或睾丸下降不全、染色体核型异常、先天性输精管缺如或其他先天性疾病导致的无精子症。

【临床表现】

1. 隐睾或睾丸下降不全 睾丸不在阴囊内或者睾丸缺如，至少一侧睾丸不可触及，合并或不合并睾丸的外伤史，无睾丸切除史。

2. 染色体核型异常 克氏综合征或其嵌合型、Y染色体微缺失。

3. 先天性双侧输精管缺如或发育不良 精液量<2ml，pH<7；体检没有触及输精管（双侧）。

【治疗原则】

1. 隐睾

(1) 如果患者已过青春期，且年龄小于32岁，行睾丸下降固定手术。

(2) 如果大于32岁睾丸仍没有下降，建议睾丸活检（至少对无精子和严重少精子症的患者如此），排除患睾丸原位癌的可能性。

(3) 治疗同时存在的病因，如精索静脉曲张、感染等。

(4) 根据精液的质量，按特发性不育处理。

2. 染色体核型异常

(1) 克氏综合征或其嵌合型、Y染色体微缺失患者，若为严重少、弱、畸精子症，使用精液中精子或从睾丸穿刺得到精子行ICSI治疗。

(2) 由于存在基因缺陷，可能遗传给子代，术前必须要向患者夫妇提供详细咨询。

（3）根据子代遗传风险，可选择行 PGD。

（4）若无精子，建议行 AID 或领养孩子。

3. 输精管缺如

（1）对于输精管缺如患者，可选择进行纤维囊性病变的筛查。

（2）经过遗传学咨询后，应用睾丸或附睾穿刺获得精子进行 ICSI 治疗。

（3）如果夫妇双方都存在基因缺陷，可考虑行 PGD。

4. 其他先天性疾病　如神经和代谢异常，应充分考虑传递给子代的遗传模式和风险，推荐选择 PGD 和产前诊断。

（八）继发性睾丸损伤

由腮腺炎引发睾丸炎导致精子异常，或其他原因导致的睾丸损伤。

【临床表现】

至少有一侧的睾丸体积小于 15ml 或者睾丸不能触及。

【治疗原则】

根据精液质量，按特发性不育处理。

（九）精索静脉曲张性不育

【临床表现】

1. 伴有精液参数异常的精索静脉曲张（可触及或者亚临床）才能作为导致不育的原因。

2. 如果患有精索静脉曲张，但精液分析正常，此时不认为精索静脉曲张为不育的因素，而是不明原因不育。

【治疗原则】

1. 对于亚临床和Ⅰ度精索静脉曲张需要进一步辅助检查。

2. 如果精索静脉曲张手术成功后 12～24 个月没有妊娠，根据精液结果按特发性不育处理。

3. 如果有下列合并症，精索静脉曲张的手术治疗对于最终的妊娠益处有限。

（1）亚临床和Ⅰ度精索静脉曲张伴有睾丸总体积（严重地）减小（$<$30ml）。

（2）无精子症伴有正常睾丸体积，而且 FSH 正常，怀疑梗阻性无精子症。

（3）无精子症伴有 FSH 升高。

（十）男性附属性腺感染

【临床表现】

1. 有尿路感染、附睾炎症及性传播疾病史。

2. 体检发现附睾增厚或有触痛感、输精管增粗、直肠检查结果异常。

3. 前列腺按摩后尿液异常。

4. 细菌培养检测出致病菌，或沙眼衣原体或解脲支原体培养结果阳性。

5. 精液参数异常

【治疗原则】

敏感抗生素治疗。如果精液质量仍然异常，按特发性不育治疗。

（十一）内分泌因素

由内分泌因素引起的不育常表现为性腺功能低下。

【临床表现】

患者 FSH 正常或降低、睾酮水平低和（或）PRL 持续升高。

【治疗原则】

1. 用促性腺激素治疗低促性腺激素性性腺功能低下。

2. 高泌乳素血症诊断明确，应用多巴胺能药物，如溴隐亭；有垂体泌乳素瘤者，必要时手术治疗。

3. 根据需要给予雄激素补充治疗。

4. 若经过治疗后仍为少精子症或无精子症，则应采用 IVF-ET 或 ICSI 技术。

5. 若治疗失败，则行 AID 或领养孩子。

（十二）特发性少精子症

【临床表现】

1. 前述诊断均不符合，性功能及射精功能正常。

2. 精子密度少于 20×10^6/ml。

【治疗原则】

1. 若血清 FSH 正常，则应用抗雌激素治疗，如他莫昔芬等。

2. 根据精液特征，选择 AIH 或其他辅助生殖技术。

（十三）特发性弱精子症

【临床表现】

患者有正常的精子密度，但前向运动精子的百分率低于实验室的参考值，重复一次精液分析（当天或几天后）仍为相似结果，且不符合其他诊断。

【治疗原则】

1. 根据精子处理后的参数，选择 AIH 或其他辅助生殖技术。

2. 如果反复受精失败，则建议采用供精人工授精或领养孩子。

（十四）特发性畸形精子症

【临床表现】

精子密度、活力均正常，但精子形态正常率低于参考值，且不符合其他诊断。

【治疗原则】

1. 如果精子畸形率中等，则尝试施行 AIH 或 IVF。

2. 如果 AIH、IVF 反复失败，或严重畸精子症，经系统的遗传学评价和遗传咨询后，选择 ICSI。

3. 如果反复体外受精失败，则建议采用供精人工授精或领养孩子。

（十五）特发性隐匿精子症

【临床表现】

精液常规检查未发现精子，但离心沉淀中可发现精子，且不符合其他诊断。

【治疗原则】

经全面遗传学评估及咨询后，使用精子进行 ICSI。

（十六）梗阻性无精子症

【临床表现】

1. 精液分析为无精子症，而睾丸活检显示生精小管中有正常精子发生。

2. 且具备以下情况：

（1）睾丸活检标本中有精子。

（2）睾丸总体积＞30ml 或单侧体积＞15ml。

（3）血清 FSH 基本正常。

（4）不符合其他诊断。

【治疗原则】

1. 实施阴囊探查术，试用显微外科复通术。

2. 经遗传学诊断及咨询后，使用附睾精子或睾丸精子进行 ICSI。

3. 治疗失败，建议采用供精人工授精或收领养孩子。

（十七）特发性无精子症

由于无精子发生的原因不明，而诊断为特发性无精子症。

【临床表现】

1. 血清 FSH 升高。

2. 和（或）睾丸总体积≤30ml 或单侧睾丸体积≤15ml。

3. 精液离心检查无精子，睾丸活检中没有发现精子。

4. 不符合其他诊断。

【治疗原则】

1. 对特发性、完全性精子发生和成熟障碍，或唯支持细胞综合征（生精细胞发育不良），目前无法治疗，采用供精人工授精或领养孩子。

2. 如局部生精小管存在局灶性精子发生，或部分生精小管中精子发生正常，经系统的遗传学评价和遗传咨询后，使用睾丸精子进行 ICSI。可选择进行睾丸显微取精术（MicroTESE）。

3. 对特发性无精子症患者，采用精子细胞或精子细胞核进行 ICSI，具有试验价值。

第四章　不孕症治疗方法

第一节　药物治疗

一、诱发排卵和控制性卵巢刺激的药物

（一）诱发排卵和控制性卵巢刺激

诱发排卵（induced ovulation，IO）指在患者存在排卵障碍的情况下采用药物或手术的方法诱导排卵的发生，一般以诱发单卵泡或少数卵泡的发育为目的；控制性卵巢刺激（controlled ovarian stimulation，COS）技术，是指以药物的手段在可控制的范围内诱发超生理状态的多卵泡的发育和成熟，治疗的对象可能本身有正常的排卵功能。它们是治疗不孕症的重要手段，也是辅助生殖技术的基础技术之一。

1. 适应证

（1）排卵障碍：如多囊卵巢综合征的无排卵、下丘脑或垂体性无排卵（如希恩综合征等）。

（2）为各种辅助生殖技术作准备：实施 COS 的目的是在卵泡的募集阶段提高外周血中的促性腺激素的水平，使更多的募集前阶段的卵泡超过进入募集所需的阈值，从而达到募集多个卵泡的目的，同时在卵泡的发育过程中促使更多的卵泡能克服卵泡的选择机制而继续发育成为成熟卵泡，以利于回收更多的卵子，提高辅助生殖技术的成功率。

2. 禁忌证

（1）卵巢因素导致的无排卵：卵巢衰竭或早衰、卵巢促性腺激素抵抗综合征；卵巢肿瘤患者。

（2）雌激素依赖性恶性肿瘤：如乳腺癌、子宫内膜癌患者。

（3）急性盆腔炎。

（4）严重全身性疾病。

（二）诱发排卵和控制性卵巢刺激相关药物

1. 促性腺激素（gonadotropin，Gn）　人绝经期促性腺激素（HMG）由

绝经期妇女尿液中提取。每支HMG中含有卵泡刺激素（FSH）和黄体生成激素（LH）各75U；FSH有绝经期妇女尿液中提取的FSH、高纯度FSH以及基因重组技术生产的FSH等剂型，以重组FSH的纯度最高，有增加卵泡数量和促进卵泡发育的作用；LH是基因重组技术生产的LH，适用于补充LH不足或刺激排卵；人绒毛膜促性腺激素（HCG）有尿液提取产品和基因重组技术生产的HCG，用于刺激排卵和黄体支持。

2. 促性腺激素释放激素类似物

（1）GnRH激动剂（GnRH agonist，GnRH-a）：为合成类药物，有长效和短效两种剂型。GnRH-a对GnRH受体有高度的亲和力，使用后产生两种效应。其一，结合早期形成具有生物活性的激素受体复合物，刺激垂体Gn急剧释放，即一过性升高（flare-up）；其二，由于此复合体能产生对抗蛋白酶的降解作用，从而延长了半衰期。如果持续应用GnRH-a或使用长效制剂，垂体细胞表面的GnRH受体被下调，对GnRH的刺激不再敏感，即发生了降调节作用，内源性LH、FSH分泌被抑制，水平明显下降，甚至处于绝经期水平。这种垂体脱敏状态会随GnRH-a作用的消失而恢复。

（2）GnRH拮抗剂（GnRH antagonist，GnRH-ant）：是另外一种GnRH类似物，也是合成类药物，有长效和短效两种剂型。它与垂体GnRH受体结合，但不具有刺激促性腺激素释放的功能，不存在flare-up作用，其作用呈现剂量依赖性。主要适用于各种控制性卵巢刺激方案中的垂体降调节。

3. 类雌激素药物　氯米芬（clomiphene，CC）是一线促排卵口服用药。常用于多囊卵巢综合征等患者的诱发排卵，也在控制性卵巢刺激方案中使用。

4. 芳香化酶抑制剂　来曲唑为口服用药。近年开始用于控制性卵巢刺激方案，适应证同氯米芬。由于它具有上调卵巢局部雄激素，使卵泡FSH受体敏感化的作用，近期用于部分反应不良患者。

5. 多巴胺受体激动剂

（1）溴隐亭：口服用药，适用于月经不规律、有泌乳等症状的高泌乳素血症和垂体腺瘤的治疗。

（2）诺果宁：适应证同溴隐亭，副作用较少，但较昂贵。一般用于溴隐亭不能耐受者。

6. 生长激素　有改善卵泡的募集和发育的作用，可用于部分卵巢反应不良的患者。

7. 雄激素药物　脱氢表雄酮（DHEA）是口服制剂，用于卵巢反应不良患者促排卵前的添加。

8. 胰岛素增敏剂　用于存在胰岛素抵抗的PCOS患者，控制性卵巢刺激前或治疗中可考虑给予胰岛素增敏剂，目前常用并认为安全的是二甲双胍。每天剂量1000～1500mg，分2～3次餐时服药。

9. 甾体类激素药物 主要是各种类型的雌、孕激素衍生物以及避孕药物。适用于功能性排卵功能障碍、子宫内膜增生不良等导致的不孕症治疗。一般雌孕激素序贯用药或联合使用。在促排卵周期中一般建议使用天然的雌孕激素。避孕药具有轻度的降调节作用，常于促排卵前使用，并且规律月经，方便各种方案执行。

二、诱发排卵和控制性卵巢刺激的方案

1. 氯米芬 氯米芬（CC）主要与下丘脑、垂体的雌激素受体结合，竞争性阻断雌激素受体的负反馈效应，从而达到增加促性腺激素分泌的作用。多用于诱发排卵，如多囊卵巢综合征排卵障碍的患者。在月经第3～5天开始使用50～150mg/d，连用5天，注意监测卵泡发育情况和LH峰的出现，或适时使用HCG刺激排卵。必要时可在卵泡晚期适当添加雌二醇，以改善CC对宫颈黏液、子宫内膜的抗雌激素作用。

2. CC/Gn/HCG 在使用CC的基础上联用Gn，一般于CC后数天开始使用，根据需要调整剂量75～150U/d，注意监测卵泡发育情况，适时使用HCG刺激排卵。

3. Gn/HCG 在月经第3～5天开始使用Gn，根据需要调整剂量，监测卵泡发育情况，适时使用HCG刺激排卵。

4. 来曲唑/Gn/HCG 来曲唑主要通过抑制卵巢组织中的芳香化酶，减少雌二醇的产生，减弱雌二醇对中枢的负反馈效应，从而达到增加促性腺激素分泌的作用。在月经第3～5天开始使用，剂量为2.5～5mg/d，连用5天，亦可联用Gn。此外，使用来曲唑后卵巢局部雄激素增加，窦状卵泡对Gn作用更为敏感。

5. GnRH-a/Gn/HCG GnRH-a的作用特点被灵活地应用于多种控制性卵巢刺激方案中，有长方案、短方案、超长方案和超短方案等等。

（1）长方案：在前一个周期的黄体中期开始用GnRH-a，多使用长效制剂1.25～3.75mg。也可使用短效GnRH-a，剂量为0.05～0.1mg/d，至注射HCG前停止使用。发挥降调节作用后，在垂体降调节的基础上于月经第3～5天后启动Gn/HCG方案。这是在辅助生殖技术中最常用的经典方案。

（2）短方案：月经第2天开始使用长效或短效GnRH-a，剂量同上。月经第3天开始Gn/HCG方案。

（3）超长方案：于月经第2天开始使用长效GnRH-a，28天后重复注射第2

次长效 GnRH-a 或开始每天使用短效 GnRH-a，同时开始应用 Gn/HCG 方案。

(4) 超短方案：于月经第 2 天开始使用短效 GnRH-a (0.1mg/d)，共使用 3 天，月经第 3 天开始使用 Gn，直至注射 HCG 时停止。

6. Gn/GnRH-ant/HCG 具体方案有两种。

(1) 固定日期给药方案：月经周期第 2 或 3 天开始使用 Gn，月经第 8 天给予 GnRH-ant（醋酸西曲瑞克，Cetrotide）0.25mg/d，直至 HCG 注射日（包括当日），或第 8 天单次给予醋酸西曲瑞克 3mg，若月经周期第 12 天卵泡发育未达到注射 HCG 的标准，则继续给予醋酸西曲瑞克 0.25mg/d，直至 HCG 注射日。如患者既往促排卵有明显早发 LH 峰或启动 Gn 剂量较大时，可考虑更早使用 GnRH-ant。

(2) 灵活给药方案：按照卵泡大小给药，使用 Gn 促排卵，当最大卵泡达到 14mm 时给予 GnRH-ant，剂量如上述。

此外，根据 Gn 使用剂量的变化还有递增或递减方案，以适应临床不同的需要。

三、诱发排卵和控制性卵巢刺激方案的特点及其选择

单用 CC 或来曲唑卵巢刺激程度较轻，特别是单用 CC，是无排卵的多囊卵巢综合征诱发排卵的一线治疗药物。特点是方便、经济、较安全，监测也较简单。缺点是存在抗雌激素作用，有可能影响宫颈黏液或干扰内膜容受性。以上方案联用 Gn 可进一步强化对卵巢的刺激，恰当控制 Gn 的剂量（如 75U）也可以达到诱发少数卵泡发育的作用，需要多卵泡发育，如进行 IVF 时可以增加剂量。以上方案由于没有对垂体的降调节，容易诱发早发 LH 峰，影响卵子质量或内膜容受性。

GnRH-a 的使用实现了对垂体功能的调控，可抑制早发 LH 峰的发生。长方案的特点是卵泡发育的同步性较好，治疗效果较稳定。短方案的特点是 flare-up 作用引起的内源性 Gn 峰处于卵泡早期，血浆 Gn 水平更高，有加强卵泡募集、节省 Gn 使用量的作用，缺点是卵母细胞过早暴露在高水平的 LH 下，卵泡发育的同步性不够好。超长方案的特点是垂体降调节时间适度延长，有利于子宫内膜异位症、腺肌病、腺肌瘤或部分多囊卵巢综合征患者，缺点是可能增加 Gn 的用量。超短方案利用了 GnRH-a 的 flare-up 作用，减少 Gn 的用量。缺点是卵泡生长的同步性较差，容易出现早发 LH 峰。GnRH-ant 方案在卵泡早中期不抑制内源性的 Gn 分泌，但能有效抑制 LH 峰的早发，募集卵泡数量可能增多，减少 Gn 的用量。此类方案适用于 IVF 促排卵反应不良的患

者，也可以用于部分普通患者。但 GnRH-ant 目前仍较为昂贵，且卵泡生长的同步性不如长方案。

“方案”是一个相对的概念。诱发排卵和控制性卵巢刺激方案的各个环节可依据不同的情况进行适当或必要的调整，方案的选择或用药或剂量的调整，应综合考虑不同的因素：各种药物作用的差异、治疗的目的、患者对促排卵的反应性、患者的卵巢储备功能、既往卵巢刺激治疗时的卵泡发育模式、患者的年龄、患者是否存在其他病理情况等各种因素。因此，促排卵方案并非是一成不变的，实际操作中应根据患者的具体情况对各种药物的使用及其剂量加以调整，以实现治疗方案的个体化。

四、促排卵的 HCG 使用时机

HCG 可以诱发成熟卵泡中的卵母细胞的最后成熟。正确掌握注射 HCG 的使用时机是获得理想的诱发排卵或控制性卵巢刺激治疗效果的一个重要环节。过早使用 HCG，卵泡颗粒细胞上的 LH 受体不够丰富，不能对 HCG 作出恰当的反应，过迟使用 HCG，卵子可能已度过了最适当的受精时机。一般情况下，决定 HCG 使用的时机主要参考卵泡直径的大小和外周血中的雌激素水平以及卵泡的数量。如以诱发排卵为目的，可在监测 LH 峰的情况下等候 LH 峰的出现或卵泡更为成熟时注射 HCG。在为胚胎移植技术做准备的控制性卵巢刺激周期，当主导卵泡中有 1 个直径达 18mm 或 3 个达 17mm 时，可于当天停用 Gn，于外源性 Gn 最后一次给药后的 36 小时注射 HCG 5000～10 000U；如外周血中的 E_2 水平达每个主导卵泡 1110pmol/L 时，也可给予 HCG。

五、诱发排卵和控制性卵巢刺激治疗的监测

（一）常规激素测定

1. 血清 E_2 水平测定　血清 E_2 水平与诱发排卵和控制性卵巢刺激中卵泡的数量及其生长明显相关。因此并不必要每天监测。但是在几个时间点应进行 E_2 的测量：如长方案中启动 Gn 时应常规检测，协同 FSH、LH 评估降调节效果；注射 HCG 日也应监测，以此推测患者生长卵泡成熟水平以及卵巢过度刺激综合征（ovarian hyperstimulation syndrome，OHSS）发生的可能。然而对于一些特殊的患者，如 PCOS 及部分卵巢反应不良的患者，应按需要监测 E_2 以评估卵泡生长。

2. 血、尿 LH 水平监测　长方案中启动 Gn 时应常规检测血中 LH 水平，了解患者降调节效果（一般认为 1～2U/L 为合适）。当最大卵泡直径超过

13mm时，应该适时检测LH水平，监测LH峰的早发。注射HCG日应常规抽血检查LH水平。因为体内LH呈脉冲式分泌，而且代谢快，如对单次LH检查结果有怀疑时，应及时复查血LH进行判断。一般认为，血LH值较基础水平增高一倍以上提示出现隐匿性LH峰，而超过20U/L时定为出现明显LH峰。

3. 血FSH测定 FSH水平在促排卵中的监测意义主要在于监测血中的FSH代谢情况。当进行降调节时，可在启动前进行降调节的效果评估。

4. 血孕酮（P）测定 主要用于卵泡晚期评估是否出现卵泡的黄素化，协同其他相关指标确定HCG的注射时间。在HCG日应常规抽取。P偏高提示可能卵泡黄素化。

5. 其他激素指标 一些指标近年初步应用到促排卵的评估中，如血清抗苗勒管激素（AMH）、抑制素B（inhibin B）等。但是由于价格昂贵，所以应用有限。

（二）促排卵中B超监测

1. 卵巢、卵泡B超监测 在确定控制性卵巢刺激方案前，患者应该做一次B超以了解卵巢的基本情况，有无进行促排卵的禁忌证。主要观察双侧卵巢大小、位置；有无病理性卵巢；卵泡数量等等。

进入刺激周期后，一般在卵巢刺激第6天左右开始，按照卵泡的生长规律进行连续的B超监测。注意监测双侧卵巢的大小、位置的变化，以及卵巢中受刺激而生长的窦状卵泡数量、平均直径、张力和同步性等情况。除非使用微刺激方案，或经评估患者的卵巢储备功能已非常低下，原则上在IVF促排卵中当双侧卵巢基本同步发育的窦状卵泡少于3个的时候，应考虑放弃本周期，以避免无优质胚胎供移植的风险和经济上的浪费。相反，当刺激后双侧生长卵泡总数超过30个的时候，双侧卵巢将明显增大。如患者继续治疗，很可能出现重度OHSS。此时应交代病情，征求是否放弃本周期，或改变药物的使用（如coasting方案，非降调周期以GnRH-a取代HCG），甚至冷冻全部优质胚胎等。

此外，在控制性卵巢刺激过程中应该密切观察原有的病理性卵巢情况的改变。原先存在的单纯性囊肿或巧克力囊肿可随药物的刺激而增大，如不仔细对比和监察记录，往往难以和正常生长卵泡区分。

2. 子宫的B超监测 在进入控制性卵巢刺激方案前，最好能对子宫的B超声像基本情况进行了解。主要注意子宫形态、大小、内膜厚度、肌层回声情况；以及有无子宫肌瘤（类型、大小）、腺肌瘤、腺肌病、内膜息肉、内膜增生异常和内膜过薄等病理子宫现象存在。

在监测卵泡的过程中，对子宫情况的连续监测也十分重要。卵泡期典型的子宫内膜B超为A型，即“三线征”。一般正常女性在月经周期的第8天时内膜厚度为6～8mm，以后每天增加1mm左右。当卵泡成熟注射HCG当天，理想的子宫内膜仍保持三线征，中线回声明显增强，其厚度在8～16mm范围内被认为是基本正常的。如出现卵泡过早黄素化时，典型三线征会消失，内膜中部回声增强。

此外，还要注意子宫原有的病理改变在促排卵过程中有无变化。例如子宫肌瘤、腺肌病（瘤）等有无增大，有无影响到内膜；内膜息肉有无增大、出血；有无出现宫腔积液等不良情况。

3. 附件B超监测　在出现输卵管积液、系膜囊肿时，B超检查容易察觉。中、重度输卵管积液对自然妊娠以及IVF-ET的成功率都有明显的影响，因此在促排卵过程前后发现有多量输卵管积液时（长径超过3cm），都应积极治疗，甚至放弃IVF周期新鲜胚胎移植。

（三）其他监测手段

宫颈黏液评分　一般从月经周期第10天起，视卵泡生长情况可进行宫颈黏液量、拉丝度、清亮度、羊齿状结晶观察。未产妇子宫颈外口在围排卵期会扩张，典型者呈“瞳孔征”，孔中可含上述清亮的分泌物。该方法方便有效，在人工授精或监测排卵指导同房时应用较多，对于月经不规律的患者自行察觉排卵期也有意义。

六、诱发排卵和控制性卵巢刺激的并发症

常见的有卵巢过度刺激综合征，卵巢扭转等，详见第七章。

对激素敏感性脏器的远期影响目前尚无定论。

第二节　手术治疗

手术的目的、方式和处理应该遵循保留和改善生育功能的原则，包括：①手术方式的选择应根据患者的年龄、不孕的年限、病情的特征、对病情的认知程度、经济和就诊条件等多方面因素决定；②手术的方式应以尽量重建和改善生殖系统的结构和功能为准则；手术中避免损伤生殖器官的血供；③手术中尽量轻柔操作，采用生理盐水冲洗盆腹腔以稀释炎症因子，使用防粘连剂等方法改善宫腔和盆腹腔的生育环境。

一、开腹手术

（一）适应证

1. 在缺少腹腔镜手术的技术和条件时，对较大（一般直径大于5cm）的

子宫肌瘤进行剥除术，或对较大的子宫肌腺瘤进行病灶部分切除术。

2. 在缺少腹腔镜手术的技术和条件时，辅助生殖技术前对较大的（一般直径大于 6～8cm）的卵巢子宫内膜异位囊肿和卵巢良性肿块进行剥除手术。

3. 侵入性的辅助生殖技术操作手术后，如取卵术、腹腔镜下配子输卵管移植术、特殊困难的胚胎移植术、减胎术、胚胎停育清宫手术等，术后 24 小时内出现腹腔内活动性出血超过 500～800ml、可疑脏器损伤的急腹症，在生命体征不平稳的情况下进行开腹手术探查。对可疑肠管损伤者，必须立即进行开腹探查手术。

4. 在促排卵过程中、辅助生殖技术操作实施后，出现可疑卵巢破裂、卵巢扭转、黄体破裂、异位妊娠等原因造成的严重急腹症和活动性内出血症状和体征，缺少或已经失去腹腔镜手术条件时，可以进行开腹手术探查和处理。

（二）手术操作

1. 术前准备

（1）签署手术知情同意书。

（2）常规术前准备。

2. 术中注意事项

（1）尽量保留生殖器官的血供。

（2）尽可能保留正常卵巢组织。

（3）尽量保留子宫的完整性。

（4）尽可能保留输卵管的完整性，恢复输卵管功能。

（5）对所有手术切除的组织、腹腔积液或冲洗液、可疑的病灶均应送病理检查。对术中发现的性质可疑的占位病变，可以进行快速冷冻切片组织学检查。除非恶性肿瘤的性质和分期诊断确凿，并有充分的指征，一般不进行脏器的切除，待正式病理报告后再决定二次手术的范围和方案。

（6）对卵巢扭转、异位妊娠和其他原因进行开腹手术者，按各个病因的治疗原则和规范进行处理。

（7）在宫内妊娠的同时进行手术时，注意操作轻柔，避免对妊娠的干扰，并同时进行黄体支持和宫缩抑制剂的应用。

（8）手术完成后酌情置腹腔引流管。

3. 术后处理

（1）术后常规定期观察生命体征，记录 24 小时出入量；观察引流管的通畅和引流物性质及量；积极采取安全的镇痛措施。

（2）保留导尿管 24～48 小时，观察尿量和尿液性质；维持水和电解质平衡，维持足够血容量。在血红蛋白＜60×10^{6} g/L 时，应进行成分输血治疗；

预防性使用抗生素。

（3）消化道损伤修补手术后，须进行胃肠减压和禁食、禁饮7天，保持静脉营养补充，然后逐步恢复流质和普食；泌尿系统损伤的手术后，应延长保留导尿管的时间，约7天后拔除导尿管；一般手术24小时后酌情拔除腹腔引流管。

（4）术后仔细核对病理报告，得出最终诊断。

（5）对同时宫内妊娠的病例，应严密观察妊娠情况，包括B超监测胚囊和胎心搏动。持续黄体支持至妊娠70～90天，硫酸镁抑制宫缩治疗1～2天。

4. 手术并发症

（1）麻醉意外。

（2）出血、损伤：血管的损伤和周围脏器的损伤。①血管的损伤造成出血，其程度取决于血管的大小和是否当时发现。重者可能出现休克，甚至生命危险。虽然发生率极低，术前仍必须做好输血的全部准备。②周围脏器的损伤包括对肠道、膀胱、输尿管等其他器官的损伤，一旦发现，可能需要再次开腹进行修补。

（3）感染：原有盆腔感染或术后很快有性生活，容易诱发感染。一般术中术后会常规静脉使用抗生素1～3天预防感染，或给盆腔炎患者在盆腔内灌注含抗生素的防粘连剂。

二、腹腔镜手术

（一）适应证和禁忌证

1. 适应证

（1）经输卵管伞端进行配子、合子或胚胎移植。

（2）子宫内膜异位症、输卵管积水、不明性质的盆腔包块、浆膜下子宫肌瘤、不明原因的盆腔痛等，以及其他可能影响辅助生殖技术的实施和妊娠率的各种情况。

（3）在进行侵入性的辅助生殖技术操作时，出现腹腔内活动性出血，估计量约500ml，常规止血措施采用24小时仍无效，患者生命体征尚平稳。

（4）在进行侵入性的辅助生殖技术操作时，出现急腹症症状和体征，生命体征尚稳定，考虑脏器损伤可能，在条件允许的情况下可以先进行腹腔镜探查，必要时再中转开腹。

（5）在促排卵过程中、辅助生殖技术操作实施后，出现可疑卵巢破裂、卵巢扭转、黄体破裂、异位妊娠等原因造成的急腹症和活动性内出血症状和体征，生命体征尚平稳。

（6）辅助生殖技术后未破裂的异位妊娠，宫内、宫外同时妊娠，且异位妊娠尚未破裂时。

2. 禁忌证

（1）腹腔内活动性出血生命体征不平稳。

（2）前次盆腹腔手术提示腹腔内广泛严重粘连，估计再次手术的困难和风险极大。

（3）有腹腔镜手术的其他禁忌证。

（二）手术步骤

1. 术前准备　同开腹手术。

2. 手术步骤

（1）形成气腹。

（2）选择常规脐部和下腹部切口。

（3）手术方式：①分离和松解粘连；②电凝腹膜子宫内膜异位症病灶；完整剥除卵巢子宫内膜异位囊肿；③完整剥除卵巢良性囊肿或肿瘤；④对形态尚正常，伞端闭锁粘连，但结构尚保持良好的输卵管，可进行输卵管成形或造口手术，术前和术后用亚甲蓝液经宫腔进行输卵管通液检查；⑤对形态较差、管腔梗阻、直径>3cm 的输卵管积水，为了防止对以后体外受精和胚胎着床的宫腔和盆腔环境的不利影响，征得患者和（或）家属同意后，可进行输卵管切除或输卵管近端结扎和阻断术；⑥对性质不定的卵巢囊肿，应送快速冷冻切片，根据结果做相应处理；⑦对同时存在宫腔病变，或有指征进行宫腔镜检查和手术的患者，建议同时进行宫腔镜和腹腔镜的联合检查和手术；⑧对输卵管妊娠可以进行输卵管切除或开窗造口术。对宫内、宫外同时妊娠的患者，操作须轻柔，切除输卵管时避免干扰宫内妊娠。对宫角或输卵管间质部妊娠，尽量采用圈套法去除妊娠病灶，避免进行宫角切除。

3. 术后处理

（1）同常规腹腔镜手术。

（2）对同时宫内妊娠的病例，应严密观察妊娠情况，包括 B 超监测胚囊和胎心搏动。持续黄体支持直至妊娠 70～90 天，硫酸镁抑制宫缩 1～2 天。

（3）对异位妊娠保守手术者，术后须定期测定血 HCG 水平和观察阴道流血症状。

4. 手术并发症

（1）麻醉意外。

（2）损伤：血管的损伤和周围脏器的损伤。①血管的损伤造成出血，其程度取决于血管的大小和是否当时发现。重者可能出现休克，甚至生命危险。虽然发生率极低，术前仍必须做好输血的全部准备。②周围脏器的损伤包括对肠道、膀胱、输尿管等周围器官的损伤，一旦发现要立即开腹进行修补。电凝造成的迟发性损伤，一般约一周后焦痂脱落造成空腔脏器穿孔，症状才会出现。

（3）气体栓塞：术中的气腹造成气体进入血管，引发气栓。但是近年来使用的二氧化碳气体，吸收快而容易，除非大量气体高压进入，一般不易发生气体栓塞。

（4）感染：腹腔镜手术并发感染的发生率很低。

三、宫腔镜手术

（一）适应证

1. 原发或继发不育　异常的子宫造影结果或不明原因的不孕、输卵管阻塞、宫腔内畸形等。

2. 不明原因 2 个以上 IVF-ET 周期胚胎种植失败，移植 10 个以上优质胚胎种植失败的病史。

3. 反复流产　既往或 ART 治疗后反复流产可疑宫腔因素，如子宫纵隔、子宫内膜息肉、黏膜下或突向宫腔的肌壁间子宫肌瘤等。

4. 评估 B 超诊断的宫腔异常　B 超反复提示子宫内膜回声不均匀、占位、宫腔线分离、内膜腔“猫眼征”、宫腔内异物、可疑宫角妊娠等。

5. 宫腔内粘连的诊断　可疑宫腔内粘连。

6. 宫腔镜手术前检查　较复杂宫腔镜手术前的常规检查，有助于正确估计手术的可行性。

7. 宫腔镜手术后随访　宫腔镜手术后复查，有助于正确评判手术效果。

（二）禁忌证

1. 体温＞37.5℃。

2. 活动性子宫出血。

3. 急性或亚急性生殖道炎症。

4. 近期子宫穿孔修补术后。

5. 宫内妊娠。

6. 浸润性宫颈癌。

7. 子宫内膜癌。

8. 子宫颈管或宫腔过窄。

9. 生殖道结核未经治疗。

10. 严重心、肺、肝、肾疾患。

（三）宫腔镜诊断术的类型

1. 宫腔形态的探查 观察宫腔形态、子宫内膜的色泽和厚度、宫腔内血管分布、占位、畸形、瘢痕、输卵管开口等生理和病理表现。

2. 选择性输卵管插管通液试验 在宫腔镜直视下，向输卵管开口分别插入特制的导管，注入含亚甲蓝的生理盐水约20ml，观察注射的阻力、液体的反流，以及反流的量和速度。对输卵管通畅度的检查有一定的意义，特别是对碘油造影单侧或双侧输卵管未显示的病例，有助于排除造影假阳性的结果。

3. 宫腔内粘连分离术 对宫腔疏松的粘连可以进行直视下分离，术后宫腔内放置金属节育环一枚，防止术后的再粘连。术后1～3个月在宫腔镜下取环，并观察粘连切除后宫腔内膜愈合的情况，是否粘连仍然持续存在。

4. 宫腔镜下注药治疗输卵管妊娠 对输卵管妊娠，可以在直视下，在患侧输卵管插管，局部注射甲氨蝶呤（MTX）40～50mg，进行保守治疗。

5. 其他节育及助孕技术 经宫腔配子输卵管移植术、输卵管粘堵术、输卵管支架放置术等。

6. 子宫内膜息肉刮除术 对小而多发的子宫内膜息肉，可以经宫腔镜定位后行刮除术，术后再探查宫腔，确定息肉已经消除。

（四）宫腔镜治疗术的类型

1. 子宫内膜息肉切除术 在宫腔镜直视下切除、剔除或刮除子宫内膜息肉。一般认为直径大于2cm的息肉对妊娠会造成影响。

2. 子宫肌瘤切除术 直径小于7cm的黏膜下肌瘤、直径约4～5cm并向宫腔内突起的肌壁间肌瘤、直径小于3～4cm的宫颈肌瘤都可以在宫腔镜下电切或激光切除。手术方式受肌瘤生长的部位和大小所限制。

3. 子宫纵隔切除术 适用于子宫完全性或不完全性纵隔，Zabak指征为有≥2次流产史、原因不明的不孕症，并拟行辅助生殖技术治疗者。于月经净后近期或口服短效避孕药时进行，以减少操作困难，可用剪刀、激光或电刀切除纵隔。

4. 子宫腔粘连分解术 宫腔部分性或完全性粘连，Asherman综合征的诊断和粘连分离扩张手术。

5. 颈管内赘生物 复发性宫颈管息肉、有症状的宫颈管息肉样增生、宫颈管内黏膜下肌瘤切除术。

（五）术前准备和术后处理

1. 术前准备

（1）麻醉的选择：一般的宫腔镜检查术可以在清醒下实施；如果估计检查时间较长、患者不能耐受，可以选择静脉麻醉；对宫腔镜治疗性手术，一般建议在骶椎硬膜外麻醉、静脉麻醉或全身麻醉下进行。麻醉前 6 小时禁饮、禁食。

（2）术前准备：对直径大于 3cm 的子宫黏膜下肌瘤和重症的盆腔子宫内膜异位症，术前给予长效 GnRH-a 制剂 3 支，缩小肌瘤和病灶后便于手术操作；对盆腔慢性或亚急性炎症患者，可以给予适当的抗生素预防感染；对宫颈过于狭窄的患者，可在术前 2～5 天给予米非司酮（RU486）25～50mg 口服，每天 2 次，手术前 2 小时给前列腺素制剂 0.2mg 口服。

（3）常规术前检查。

2. 术后处理

（1）术后观察：术后在恢复区等待 30 分钟，观察。①应常规观察患者的血压、脉搏、心率，每半小时观察一次；②禁食：因麻醉反应，常可引起恶心、呕吐，需禁食 6 小时；③注意阴道流血及腹痛等情况；④注意水电解质、酸碱平衡；⑤可适当应用抗生素预防感染；⑥一过性发热可予吲哚美辛栓 2mg 肛塞或柴胡 10ml 口服。

（2）术后注意事项：本月经周期禁止性生活，注意会阴部卫生，观察阴道流血和排液情况，观察下次月经恢复的情况（包括性质和症状）。

（六）宫腔镜诊断和手术的并发症

1. 损伤　主要指宫颈管内膜擦伤、颈管裂伤、子宫内膜擦伤、子宫穿孔等。应严格掌握手术适应证，操作轻柔，置入宫腔镜时避免盲目用力过猛。

2. 出血　由于宫缩不良、止血不彻底、凝血机制障碍等引起。可采用宫缩剂、止血药、明胶海绵填塞宫腔，或重新电凝止血等措施。

3. 感染　若在术前已有盆腔感染，则有诱发其急性发作或加重感染的危险。宫腔镜术前必须仔细询问病史、常规妇科检查；严格掌握手术适应证、禁忌证；术时、术后酌情予以抗生素预防感染。

4. 心脑综合征　宫腔镜术时扩张宫颈和膨宫可引起迷走神经功能亢进，而出现头晕、胸闷、流汗、脸色苍白、恶心、呕吐、脉搏和心率减慢等症状，称为心脑综合征。术前半小时可肌注阿托品 0.5mg 预防。术中一旦发生上述症状，应及时暂停手术，吸氧，同时对症治疗，待一般情况好转后再继续操作。

5. 气栓　在宫颈管或宫腔内有活动性出血，疑有子宫内膜结核、子宫内膜癌、子宫发育不良、近期子宫穿孔等情况下，不宜用 CO_2 气体膨宫；在除外上述情况后使用气体膨宫时，应控制膨宫压力和手术时间，术中密切观察其生命体征。

6. 过敏反应　有个别患者对右旋糖酐 70 和羧甲基纤维素钠过敏，临床上出现皮疹和哮喘等过敏症状。危急情况时，应紧急注射肾上腺素和皮质激素抢救。

7. 过度水化综合征（hyperhydration syndrome） 大量宫腔灌流液被吸收进入血液循环，导致血容量过多及低钠血症。一旦发生，应立即停止手术，积极利尿、纠正低钠血症、水电解质失衡等。血容量过多导致急性左心衰竭和肺水肿，低钠血症同时伴有水中毒，造成严重脑水肿，可并发枕骨大孔疝或小脑幕裂孔疝，出现呼吸心搏骤停。宜积极应用利尿剂、洋地黄、吸氧、皮质类固醇激素等。①轻度低钠血症：血清钠为130～137mmol/L，患者出现疲倦感、头晕、头痛、反应迟钝、不思饮食等；②中度低钠血症：血清钠为120～130mmol/L，上述症状加重，出现恶心、呕吐、皮肤松弛、反射降低、血压下降；③重度低钠血症：血清钠在120mmol/L以下，恶心、呕吐加剧、精神恍惚、神志淡漠，最后发生昏迷，肌张力低下、反射消失、脉搏细弱、血压下降，甚至休克。临床上应注意预防：术中采用有效的低压灌流，控制手术时间约在1小时内，有的手术可分次进行。如需延长手术时间，则需作中心静脉压测定。

第三节 辅助生殖技术

人类辅助生殖技术（ART）是指对配子、胚胎或者基因物质进行体内外系统操作获得新生命的技术，包括人工授精（AI）和体外受精-胚胎移植（IVF-ET）及其衍生技术两大类。

一、辅助生殖技术方法概述

（一）人工授精技术

人工授精指用非性交方式将精子注入女性生殖道以获得妊娠，根据精子来源分为夫精人工授精及供精人工授精技术。

1. 夫精人工授精（AIH） 夫精人工授精是将丈夫精液处理后注入女性生殖道内。

2. 供精人工授精（AID） 供精人工授精是将供精者的精液处理后注入女性生殖道内。

（二）体外受精-胚胎移植及其衍生技术

体外受精-胚胎移植及其衍生技术主要包括体外受精-胚胎移植、配子或合子输卵管内移植、卵细胞浆内单精子注射、植入前胚胎遗传学诊断、人类配子和胚胎的冷冻和复苏等。

1. 常规体外受精-胚胎移植（IVF-ET） 常规体外受精-胚胎移植是将不孕症患者夫妇的卵子与精子取出体外，在体外培养系统中受精并发育成胚胎后，将优质胚胎移植入患者宫腔内，让其种植以实现妊娠的技术。

2. 卵细胞浆内单精子注射（ICSI） 卵细胞浆内单精子注射是在显微操作系统的帮助下，在体外直接将单个精子注入卵细胞浆内使其受精，然后进行胚胎移植的技术。

3. 植入前胚胎遗传学诊断（PGD） 植入前胚胎遗传学诊断是指在体外对配子和胚胎进行遗传学诊断，避免遗传病患儿出生的技术。当胚胎体外培养发育到6～10个卵裂球时，通过显微操作技术取1～2个卵裂球进行分子遗传学检查，或者胚胎发育到囊胚期时，取滋养外胚层细胞，将未携带遗传病的胚胎移植回子宫使女方妊娠，从而避免遗传病患儿的妊娠、出生。广义上还包括受精前配子的检测，如卵子取极体进行基因或染色体检测。

4. 人类配子、胚胎的冷冻和复苏 将人类配子包括精子和卵子、各个发育阶段的胚胎（采用一定的程序或方法）进行深低温冷冻保存，在适当的时候解冻复苏，使其保持继续发育的能力。

5. 囊胚培养 囊胚培养是将第2天或第3天的卵裂期胚胎，继续在体外经适当的培养条件使其发育至空腔化或扩展阶段的囊胚，有利于选择优质胚胎移植，也为移植胚胎提供了更接近生理的生存环境。

6. 配子输卵管内移植（gamete intra-fallopian transfer，GIFT）和合子输卵管内移植（zygote intrafallopian transfer，ZIFT） 配子输卵管内移植是将取出的卵子和处理后的精子从输卵管的伞端注入壶腹部，使卵子和精子在输卵管内相遇并结合。合子输卵管内移植是经阴道取出卵子后体外受精，发育到原核阶段，行腹腔镜将合子移植入输卵管。

7. 赠卵（oocyte donation） 根据中华人民共和国卫生部关于开展人类辅助生殖技术规范的有关规定，赠卵是一种人道主义行为，目前只限于人类辅助生殖治疗周期中剩余的卵子。

第五章 人工授精

人工授精是将精子以非性交方式送入女性生殖道，以达到受孕目的的技术。人工授精根据精液来源的不同分为丈夫精液人工授精和供精者精液人工授精；根据是否采用促排卵分为自然周期人工授精和促排卵人工授精；根据授精部位的不同主要分为宫腔内人工授精、宫颈内人工授精、阴道内人工授精等。

第一节 适应证和禁忌证

一、适 应 证

施行人工授精的基本条件是通过子宫输卵管碘油造影或腹腔镜检查证实至少一侧输卵管通畅。

（一）夫精人工授精

1. 精液异常 轻度或中度少精症（精子浓度为$5\times10^6\sim20\times10^6$/ml）、弱精症（快速前向运动精子a级<25%或前向运动精子a+b级<50%）、非严重畸形精子症、液化异常。

2. 因宫颈黏液异常造成精子无法通过宫颈导致的不孕。

3. 因性功能障碍或生殖道畸形造成的性交障碍。

4. 排卵障碍（如PCOS）、子宫内膜异位症经单纯药物处理不受孕。

5. 不明原因不孕。

6. 免疫性不孕。

（二）供精人工授精

1. 不可逆的无精子症。

2. 严重畸精症。

3. 男方有不宜生育的遗传性疾病。

4. 严重母儿血型不合，经治疗无效。

5. 严重的少精症、弱精症。

6. 逆行射精。

7. 阻塞性无精症。

8. 性功能障碍。

对于以上适应证中的第5、6、7条，医务人员必须向患者交代清楚：通过卵细胞浆内单精子注射（ICSI）技术也可能使其有自己血亲关系的后代；对于适应证中的第8条，医务人员也必须向患者交代清楚：通过AIH或IVF技术也可能使其有自己血亲关系的后代，如果患者本人仍坚持放弃上述技术助孕的权益，则必须与其签署知情同意书后，方可采用供精人工授精技术助孕。

二、禁忌证

（一）夫精人工授精

1. 女方患有不宜妊娠的严重的遗传、躯体疾病或精神疾病。

2. 一方患有生殖泌尿系统的急性感染性疾病或性传播疾病。

3. 一方近期接触致畸量的放射线、有毒物质，或服用有致畸作用的药品、毒品等并处于作用期。

（二）供精人工授精

1. 女方患有不宜妊娠的严重的遗传、躯体疾病或精神疾病。

2. 女方患有生殖泌尿系统的急性感染性疾病或性传播疾病。

3. 女方近期接触致畸量的放射线、有毒物质，或服用有致畸作用的药品、毒品等并处于作用期。

第二节 人工授精前的准备

人工授精前，男女双方者需进行体格检查和实验室检查，以确定人工授精的适应证、是否适合妊娠；对供精者是否适合供精要进行严格的筛查。

1. 女方检查　主要检查项目包括体格检查和妇科检查、子宫输卵管碘油造影或腹腔镜盆腔检查、血尿常规、心电图、肝肾功能、肝炎病毒、TORCH（弓形虫、风疹病毒、巨细胞病毒、疱疹病毒免疫检测）、人免疫缺陷病毒（HIV）、梅毒检测等。

2. 男方检查　主要检查项目包括体格检查和男科检查、常规精液检查和精子形态学检查、肝炎病毒、HIV检测、梅毒检测等。

3. 告知治疗程序　在人工授精前，必须告知不孕夫妇双方人工授精的适应证、可以选择的其他方法、可能出现的并发症和随访的要求等，签署人工授精同意书。

第三节 人工授精方法

一、自然周期人工授精

1. 卵泡监测 自然周期人工授精通常从月经周期的第 10 天开始采用 B 超监测卵泡发育。血 E_2水平检测也可作为卵泡发育的指标。

2. LH 峰监测 当卵泡直径达到 14mm 时开始监测 LH 峰的出现。通常通过检测血或尿的 LH 水平判断 LH 峰。

3. 人工授精时机的选择 当优势卵泡直径达到 16～20mm，LH 水平上升到大于基础值 2 倍以上，可以在 24～48 小时后行人工授精。

4. 精液处理 人工授精当天，采取男方精液，精液经密度梯度离心法或上游法洗涤处理。

5. 人工授精

(1) 宫腔内人工授精：患者取膀胱截石位，将处理后的精液吸入连接 1ml 注射器的人工授精管内，如果施行宫腔内人工授精，将人工授精管送入宫腔，通过注射器将处理后的精液缓慢注入宫腔，然后将人工授精管缓慢退出。人工授精后第一天，B 超检查排卵情况，如果仍然没有排卵，可以考虑第二次人工授精。

(2) 阴道内人工授精：如果施行阴道内人工授精，精液可以不经洗涤处理，直接将精液注入阴道穹隆部。

(3) 宫颈内人工授精：如果施行宫颈内人工授精，将洗涤处理后的精液缓慢注入宫颈管内。主要用于宫腔内人工授精困难者。

6. 黄体支持 人工授精后可用孕激素进行黄体支持。

7. 妊娠确认和随访 人工授精后 14～16 天检测 β-HCG，人工授精后 5 周采用 B 超确认临床妊娠。

二、促排卵人工授精

1. 适应证 促排卵人工授精主要用于排卵障碍、原因不明不孕和自然周期人工授精失败的患者。

2. 促排卵药物的应用

(1) 氯米芬促排卵：氯米芬是排卵障碍患者促排卵治疗的首选用药。在月经周期的第 3～5 天口服氯米芬 50～100mg，每天 1 次，最大剂量通常不超过 150mg，连续 5～7 天。

（2）促性腺激素：采用氯米芬无效者和原因不明不孕患者，可应用促性腺激素促排卵。目前常用的促性腺激素有 HMG 和 FSH。通常从月经周期的第3～5天开始，每天注射 75～150U HMG 或 FSH，直到卵泡发育达到 16～20mm。为了减少 HMG 的用量和减少卵巢过度刺激风险，可予 CC+HMG 联合疗法。多囊卵巢综合征的患者可减低促性腺激素的用量，每天 37.5～75U HMG 或 FSH。当有 3 个以上的卵泡直径大于 16mm 时，为避免多胎妊娠的发生，建议取消本周期的人工授精或 B 超引导下取卵，改为施行体外受精-胚胎移植。

3. 人工授精　促排卵开始后的第 4～5 天开始采用 B 超监测，当卵泡直径大于或等于 16～20mm，注射 HCG 5000～10 000U。HCG 注射后 24～48 小时行人工授精。

第四节　人工授精的并发症

人工授精的操作可能发生少量阴道出血、腹痛、感染、休克。促排卵药物的应用同样可能引发 OHSS，多胎妊娠、流产、宫外孕等并发症。

第六章 体外受精与胚胎移植及其衍生技术

第一节 常规体外受精与胚胎移植

体外受精与胚胎移植（IVF-ET）技术是将不孕症患者夫妇的卵子与精子取出体外，在体外培养系统中受精并发育成胚胎后，将胚胎移植入子宫腔内以实现妊娠的技术。

一、适 应 证

1. 女方各种因素导致的配子运送障碍 如双侧输卵管阻塞、输卵管缺如、严重盆腔粘连或输卵管手术史等输卵管功能丧失者。

2. 排卵障碍 难治性排卵障碍经反复常规治疗，如反复诱发排卵或COS，或结合宫腔内人工授精技术治疗后仍未获妊娠者。

3. 子宫内膜异位症 子宫内膜异位症导致不孕，经常规药物或手术治疗仍未获妊娠者。

4. 男方少、弱、畸精子症 男方少、弱、畸形精子或复合因素的男性不育，经宫腔内人工授精技术治疗仍未获妊娠，或男方因素严重程度不适宜实施宫腔内人工授精者。

5. 免疫性不孕与不明原因不孕 反复经宫腔内人工授精或其他常规治疗仍未获妊娠者。

二、禁 忌 证

1. 男女任何一方患有严重的精神疾患、泌尿生殖系统急性感染、性传播疾病。

2. 患有《母婴保健法》规定的不宜生育且目前无法进行产前诊断或胚胎植入前遗传学诊断的遗传性疾病。

3. 任何一方具有吸毒等严重不良嗜好。

4. 任何一方接触致畸量的射线、毒物、药物并处于作用期。

5. 女方子宫不具备妊娠功能或严重躯体疾病不能承受妊娠。

三、IVF-ET 的准备

（一）女方检查

1. 常规体格检查和妇科检查。

2. 不孕症病因学相关检查　腹腔镜、宫腔镜、输卵管碘油造影、B 超、遗传学检查（染色体等）、免疫及自身免疫相关检查等。

3. 生殖内分泌检查　血清基础 FSH、LH、E_2、睾酮（T）、PRL 水平等。

4. 重要系统功能的检查　血常规、血型、尿常规、肝功能、肾功能、心电图、胸片等。

5. 感染性疾病或性传播疾病的检查　生殖道支原体、衣原体检查、TORCH 相关感染、病毒性肝炎、梅毒、艾滋病等检查。

（二）男方检查

1. 常规体格检查。

2. 精液常规检查　因指标波动较大，须反复检查；精子形态学分析。如出现异常还可行生殖内分泌检查（血清 FSH、LH、PRL、T、E_2 水平）；染色体核型检查；有条件还应该行 Y 染色体微缺失以及少、弱精子症相关遗传性疾病基因的检查。

3. 精子相关检查　对于拟诊不明原因不孕的患者或多次 IUI 失败，应进行进一步的检查，如精子形态学分析、透明带穿透试验、精子顶体反应等。

4. 健康检查及病原学检查　血常规、血型、尿常规、梅毒、艾滋病及病毒性肝炎的筛查。

（三）证件资料的准备

在进入周期治疗之前，夫妇双方需具备身份证、结婚证、计划生育服务证（或符合国家计划生育政策的相关生育指标证明），审查原件后留存复印件。对技术过程、技术的成功率、技术的副作用、对子代的可能影响及其他风险、费用、时间安排等充分知情，并签署各种知情同意书。

四、IVF-ET 的治疗程序

（一）控制性卵巢刺激

参见第四章第一节。

（二）卵母细胞的收集（取卵）

1. 常规 IVF 取卵　在注射 HCG 36～38 小时后通过取卵手术收集卵母细胞。以经阴道超声显像引导下的卵泡穿刺术最为常用。

(1) 设备：配套的实时超声显像仪、阴道探头及穿刺适配器、穿刺取卵针，以及一次性试管、控制良好的持续负压吸引器、试管干浴装置等。

(2) 技术准备：核对患者及丈夫姓名，再次了解患者全身体格状况及既往病史。

1) 向患者说明手术过程，获得最大配合。

2) 术前排空膀胱。

3) 镇痛或麻醉：术前 30 分钟肌注哌替啶（度冷丁）100mg 或 50mg，注意注射前后患者生命体征的监测；对于特殊患者（恐惧、疼痛敏感、取卵有一定困难者），可采用静脉麻醉，一般采用芬太尼或咪达唑仑静脉麻醉，注意麻醉安全，如麻醉科医师现场监测、开放静脉通路、在手术过程中心电和血氧监护等。

4) 体位准备：患者取膀胱截石位固定于手术床上。

5) 阴道准备：于注射 HCG 日用无菌生理盐水彻底冲洗外阴及阴道；再于术前用无菌生理盐水反复冲洗外阴及阴道至干净后，用无菌棉球擦干。也可先用灭菌液冲洗，再用生理盐水冲洗以降低灭菌液可能的影响。

(3) 手术操作

1) 在体位及阴道准备后，按阴道手术要求铺无菌巾，再次用无菌生理盐水冲洗外阴及阴道，全过程严格遵守无菌操作原则。

2) B 超探头准备，检查穿刺针、试管等整个卵泡液引流系统与负压的连接是否正常，负压是否恰当。

3) 将装有穿刺针套管的 B 超探头置入阴道，检查盆腔及双卵巢情况。

4) 调出 B 超屏上的穿刺诱导线并使其稳定在穹隆组织与卵巢的最近距离上，避开膀胱、肠管、子宫肌层、宫颈等器官组织以及宫旁血管丛，进针快而准，当穿刺针进入卵泡时，启动负压抽吸，抽吸负压为 16kPa 左右，针尖平面可以行各角度旋转，卵泡尽量显示其最大平面，以彻底抽吸每个卵泡，至卵泡完全塌陷。

5) 位于同一穿刺诱导线的卵泡可自浅而深一次进针完成，对于不同穿刺线上的卵泡，退针至接近卵巢表面，调整穿刺方向再穿刺，尽量穿刺直径 10mm 以上的所有卵泡，穿刺针进出阴道壁时必须停止负压吸引，进针前与出针后以 PBS 液冲洗穿刺针。

6) 一侧卵巢穿刺结束后再穿刺另外一侧。

7) 取卵结束后，检查阴道穿刺点有否出血，可置无菌纱球填塞压迫止血，数小时后取出，术毕平卧休息 3～6 小时，注意对生命体征的监护。

(4) 注意事项

1）取卵抽吸过程中注意收集的卵数与抽吸卵泡数是否一致，相差较大时要寻找原因（负压、漏液等）。

2）如在穿刺过程中吸出异常液体，必要时送病理检查，更换或反复冲洗穿刺针及吸管。

3）手术过程中及术后注意避免及观察并发症的发生。

4）根据麻醉方式及取卵过程决定患者留诊观察时间，经医师检查无异常方可离院。

5）嘱患者术后禁止性生活。

（5）并发症

1）感染：包括生殖道感染、盆腔感染，严重者可发生盆腔脓肿。手术中应严格遵守无菌操作，注意阴道隐匿部位的清洗，穿刺操作不宜反复进针。

2）出血：操作过程中如不慎穿刺血管，可出现盆腔出血，严重者可危及生命，必要时需手术止血。应该熟悉盆腔解剖及超声图像特征，避免穿刺卵巢以外的组织，注意勿将盆腔血管横断面误认为卵泡。

3）损伤：穿刺卵巢以外的组织及器官引起损伤，如肠管、膀胱、子宫内膜、神经丛等。

2. 特殊 IVF 取卵　特殊 IVF 的取卵在手术的操作上大体是一样的，但在取卵的时机、方式及监测方面稍有不同，分述如下：

（1）自然周期体外受精-胚胎移植（NC-IVF-ET）：虽然自然周期 IVF 临床妊娠率偏低，但因其经济、安全、并发症少、内膜容受性好，且在卵巢反应不良、高龄妇女的助孕治疗中可获得与促排卵周期近似的妊娠率，因而在不孕治疗中具有一定的价值。

在月经周期的第 10 天或第 11 天，阴道超声监测卵泡生长情况，当卵泡直径达到 14mm 左右时，每天测尿 LH 峰，必要时查血清 LH，在尿 LH 阳性、弱阳性或卵泡直径约达 18mm 时，肌注人绒毛膜促性腺激素（HCG）5000～10 000U，24～36 小时后经阴道超声引导下取卵，受精、移植同常规 IVF。

（2）合并卵巢囊肿者取卵：应于实施 IVF-ET 前妥善处理卵巢的赘生性囊肿。卵巢生理性囊肿或小的内膜异位囊肿可于降调节后、月经来潮数天前予以穿刺引流，引流物应送病理检查。对于促排卵后再发生或增大的囊肿，在穿刺取卵时应尽量首先穿刺卵泡回收卵母细胞，至所有卵泡穿刺结束后，可依据需要予以穿刺引流。

（3）合并输卵管积水者取卵：若不孕合并输卵管积水，应在计划实施 IVF-ET 前决定处理方式。合并输卵管积水未经处理的患者进行 IVF-ET 后的妊娠率有所降低，特别是有积水反流到宫腔迹象的患者。这类患者可于IVF-ET

前采用腹腔镜手术处理。引流输卵管积水后短时间内会重新出现，可根据患者具体情况决定取卵时是否予以穿刺引流。如选择穿刺引流，宜在所有卵泡穿刺完毕后进行，必要时术后短时给予对妊娠安全的抗生素。

（三）体外受精

将经处理的精子按一定密度加入培养的卵母细胞培养皿中受精。具体操作参见第十二章第三节受精。

（四）胚胎移植

1. 新鲜胚胎移植　根据各实验室的胚胎体外培养系统决定胚胎移植时间，多在受精后第2～3天进行卵裂期胚胎移植，也可在受精后第5天进行囊胚移植，35周岁以下第一周期移植的胚胎数不超过2个，其他情况下移植胚胎数不超过3个，目前大多数采用经腹B超引导下胚胎移植。

（1）术前准备

1）向夫妇双方说明胚胎移植的过程，避免紧张情绪。

2）核对夫妇双方姓名。

3）设备准备：经腹B超仪、ET管、无菌敷料等。

4）培养室准备：参见第十二章第四节胚胎培养。

5）阴道准备：膀胱处半充盈状态以有利于超声观察子宫腔。患者取膀胱截石位，覆以无菌孔巾，严格按照无菌原则操作，动作轻柔以避免刺激宫颈、子宫等，阴道窥器充分暴露宫颈，干棉球拭净阴道、宫颈分泌物，再以小棉签拭净宫颈口、宫颈管内分泌物。

（2）手术操作

1）将移植导管的内芯接到一个高质量的1ml注射器上，交培养室装载胚胎，参见第十二章第五节　胚胎移植和冻融胚胎选择。

2）根据实时B超监测下的宫腔、宫颈内口位置及其弯曲程度调整外套管的弯曲度，轻轻向宫腔置入胚胎移植导管的外套管，越过宫颈内口时常有明确的轻微突破感。当外管置入困难时，可考虑使用金属内芯协助置入，必要时采用宫颈钳。

3）再次核对夫妇双方姓名后，将内芯导管通过外套管置入宫腔内，至内芯尖端略突出于外套管后，保持内管位置，小心退出外套管，再将胚胎与移植液注入宫腔内，应注意固定注射器的活塞，以免虹吸导致移植失败。

4）取出外套管及内芯，将导管送回培养室，用培养液冲洗后，显微镜下仔细观察是否有胚胎残留，术毕。

（3）注意事项

1）移植前严格核对姓名。

2）放置外套管及内芯时注意动作轻柔，避免损伤宫颈管及子宫内膜。

3）胚胎移植后患者卧床休息 2～6 小时，嘱避免重体力活动。

2. 冷冻胚胎移植　胚胎冷冻可以合理限制移植胚胎数，减少多胎妊娠率，对于因各种原因不宜新鲜周期移植者，可以在以后进行冷冻胚胎移植，减少周期取消率及 OHSS 的发生率。冷冻胚胎的移植与新鲜胚胎的移植在手术操作上是相似的，关键是选择内膜容受性最佳时机进行胚胎移植。

（1）自然周期：既往月经周期规则者，考虑行自然周期冷冻胚胎移植，于月经第 10 天进行 B 超监测卵泡及内膜，当卵泡直径＞14mm 时，注意监测 LH，同时监测血清雌二醇、孕酮水平。当血 LH＞20U/L，可认为出现血 LH 峰。以血 LH 峰出现当天为 0 天，选择胚胎移植的时间，如新鲜胚胎在受精后第 3 天冷冻，则解冻胚胎在血 LH 峰第 4～5 天进行胚胎移植。

B 超监测过程中如发现子宫内膜过薄，例如 LH 峰当天内膜厚度小于 6mm，建议下周期行人工周期冷冻胚胎移植。

（2）激素替代周期：激素替代周期冷冻胚胎移植主要是用于各种原因导致的无自然排卵，如多囊卵巢综合征、卵巢功能衰竭等情况。

激素替代方案分为两种类型：递增方案及恒定剂量方案，两种方案均须行 B 超监测子宫内膜情况。采用雌二醇递增方案能较好地模拟生理状态，但给药随时间变化而变，患者依从性欠佳，而且可供胚胎移植的时间相对固定；恒定方案采用单一剂量雌激素，患者依从性好，并且可以通过改变雌激素用药时间调整移植时间，胚胎移植相对灵活。

递增方案：从月经来潮第 3 天起口服补佳乐 1mg，每天 2 次，连用 4～6 天后改为 2mg，每天 2 次，连用 4 天以后改为 2mg，每天 3 次。在用药过程中择机行 B 超监测，推荐当子宫内膜达到 8mm 或以上时加用黄体酮，每天肌注 60～100mg，于黄体酮注射的第 4～5 天行胚胎移植，移植后继续按原来剂量激素替代，确定妊娠后可递增雌、孕激素的剂量，至妊娠第 7～8 周可开始逐步减量。

恒定剂量方案：从月经来潮第 3 天起每天口服补佳乐 2～8mg，于月经周期的第 12 天起开始 B 超监测，推荐当子宫内膜达到 8mm 或以上时加用黄体酮，每天肌注 40～100mg，于黄体酮注射的第 4～5 天行胚胎移植，移植后处理同上。

（3）诱发排卵周期：诱发排卵周期的冷冻胚胎移植适用于某些无排卵如多囊卵巢综合征的患者，没有激素替代周期方法常用。具体诱发排卵的方案可参考有关章节。以排卵前的 LH 峰或者人工注射 HCG 当天为 0 天，在第 4～5 天进行冷冻胚胎移植。

（五）黄体功能的支持

控制性促排卵中常使用降调节，使用长效的降调节药物后，在移植周期的黄体期，垂体分泌促性腺激素的功能未能恢复，而且在取卵时抽吸可能导致颗粒黄体细胞减少，导致黄体功能不足，所以在 IVF-ET 中常用黄体支持：

1. 黄体酮　有针剂、口服制剂、阴道栓剂等剂型。常用的有黄体酮针，20～60mg/d 肌注，或黄体酮凝胶阴道用药，90～180mg/d，从取卵日开始持续 17 天。

2. HCG　若无高危因素，也可采用 HCG 进行黄体支持，于取卵当天、其后第 3 天、第 6 天、第 9 天分别注射 HCG 2000U。

3. 当促排卵出现反应不良时（发育卵泡≤3 个或获卵数≤3 个，注射 HCG 日血清雌二醇水平低于 1835pmol/L），则考虑联合使用 HCG 及黄体酮支持黄体。

在胚胎移植后的第 14 天确定妊娠后，根据具体情况继续黄体支持。

（六）术后监测和妊娠的确立

取卵术后，应密切注意有否腹痛、腹胀、阴道出血、发热等症状的出现，注意防治各种并发症，包括卵巢过度刺激综合征、感染、流产、多胎妊娠及异位妊娠等，一旦疑诊，应及时按有关原则处理。

在胚胎移植后的第 14 天，查 HCG 以判断是否妊娠，阴性者隔日复查血 HCG。如 HCG 阳性，则继续黄体支持，3 周后行 B 超检查以确定临床妊娠。

所有 IVF-ET 术后妊娠者，均应该视为高危妊娠，孕产期应适当休息，加强产前检查，及时进行相应处理，临产时如合并其他产科指征，可适当放宽剖宫产指征。

五、随访要求

所有进入 IVF-ET 周期治疗者，应该建立完善的随访档案，如完整的联系电话（包括夫妇双方移动电话、固定电话）、家庭住址、联系人电话及地址，对于联系方式有更改者，要求其及时返回医院或致电作相应记录。

随访的内容包括：妊娠情况、妊娠并发症、妊娠结局、新生儿出生情况、新生儿发育及健康状况等。

第二节　配子、合子或胚胎输卵管内移植

配子输卵管内移植术是直接将卵母细胞和洗涤后的精子移植到输卵管壶腹

部的一种助孕术，而将受精后的合子或胚胎移植到输卵管内的助孕技术则分别称为合子或胚胎输卵管内移植术。

一、适　应　证

除要求至少有一条形态和功能都正常的输卵管外，其他适应证与IVF相同。

1. 男性不育　男性不育可先行IVF以决定精子的受精能力，或行ZIFT，一方面可确认卵是否受精，另一方面胚胎又可在生理环境下发育和到达子宫内着床。

2. 原因不明不孕症　曾经是配子输卵管内移植的主要适应证，原因可能为精子的运输、受精能力异常，输卵管伞的"拾卵"功能障碍或黄素化未破裂卵泡综合征等。

3. 免疫不孕　免疫球蛋白中的G抗体可抑制受精，精子数量愈多，抗原愈多，愈能激发免疫反应。

4. 子宫内膜异位症　药物或手术治疗失败后均可用GIFT或IVF治疗，轻度子宫内膜异位症较合适，而中，重度子宫内膜异位症盆腔粘连较重者不适合行GIFT。

5. 经宫颈移植胚胎有困难或反复IVF-ET失败者。

二、禁　忌　证

1. 生殖道急性炎症。
2. 盆腔有严重粘连。
3. 有心、肺疾病等腹腔镜手术禁忌证者。
4. 严重少、弱精症。

三、术前检查

1. 术前进行HSG或腹腔镜检查确认输卵管通畅及伞端正常，盆腔内无严重粘连。
2. 胸片，心电图检查除外心血管疾病。
3. 其他化验检查与IVF相同。

四、术前准备

向患者夫妇讲明GIFT/ZIFT手术的成功率及可能发生的并发症，签署知情同意书。腹部手术常规术前准备，特别注意清洗脐部。

五、术后处理

按全麻或硬膜外麻醉护理。黄体功能支持与IVF相同。

妊娠的确定：术后14天查血或尿HCG或β-HCG，如为阳性，术后30～35天超声检查胎囊和胎心。

六、并发症

1. 多胎妊娠和OHSS的发生率与IVF相同。

2. 盆腔有粘连的患者，GIFT引起异位妊娠的危险性较大。

3. 腹部手术和腹腔镜手术的并发症，如腹壁气肿，术后肩痛，伤口感染等。

七、GIFT的优缺点

1. 优点

(1) 输卵管是受精的最佳自然环境，精、卵受外环境有害因素的影响最小。

(2) GIFT省略了复杂的处理卵母细胞和胚胎的过程，因此，方法较简单，对实验室的要求较低。

2. 缺点

(1) 只适用于至少有一条正常输卵管的妇女，对失败病例，无法确定失败原因是否为受精失败。

(2) 在腹腔镜下进行，是创伤性的手术，再加上麻醉的影响，对患者有一定的危险，费用也较高，因此不像IVF可多次重复进行。

八、IVF和GIFT的选择

对于有一条正常输卵管的患者可以选择GIFT或IVF，目前多数人认为IVF为主要的和初步的选择，因为它可首先证实卵和精子的受精能力，这对原因不明和男性不育尤为重要。如IVF已证实受精但多次未孕，可改用GIFT或ZIFT。

合子或胚胎输卵管内移植术的采卵及以前的过程与IVF相同，手术过程与配子输卵管内移植相同，不同之处在于超声指导下经阴道取卵，卵子在体外受精，次日形成原核又称合子时，行腹腔镜手术，将2～3个合子或胚胎移入输卵管壶腹部。术前准备与术后处理和并发症与输卵管内配子移植相同。反复IVF-ET失败者可考虑使用。

第三节　卵细胞浆内单精子注射

卵细胞浆内单精子注射（intracytoplasmic sperm injection，ICSI）技术是将单个精子通过显微注射的方法注入卵母细胞浆内，从而使精子和卵母细胞被动结合受精，形成受精卵并进行胚胎移植，达到妊娠目的。目前已是治疗男性不育的重要手段，受精率可达70%以上。但是对于胚胎来说，ICSI是一种侵入性治疗，所以仅限于有必要者。

一、ICSI的机制

卵细胞浆内单精子注射时卵细胞浆内Ca^{2+}浓度瞬间升高，从而激活卵母细胞继续进行其细胞周期，排出第二极体，接着精子细胞核内遗传物质开始解压缩，而与卵核形成双原核，进一步发育形成胚胎。ICSI操作过程见第十二章第三节相关内容。

二、适　应　证

有如下情况之一者可以采用ICSI：

1. 严重的少、弱、畸精子症。
2. 不可逆的梗阻性无精子症。
3. 生精功能障碍（排除遗传缺陷疾病所致）。
4. 免疫性不育。
5. 体外受精失败。
6. 精子顶体异常。
7. 需行植入前胚胎遗传学检查者。

三、禁　忌　证

1. 有如下情况之一者，不得实施ICSI。

（1）男女任何一方患有严重的精神疾患、泌尿生殖系统急性感染、性传播疾病。

（2）患有《母婴保健法》规定的不宜生育的、目前无法进行胚胎植入前遗传学诊断的遗传性疾病。

（3）任何一方具有吸毒等严重不良嗜好。

（4）任何一方接触致畸量的射线、毒物、药品并处于作用期。

2. 女方子宫不具备妊娠功能或严重躯体疾病不能承受妊娠。

四、ICSI用睾丸、附睾取精技术

睾丸、附睾采集精子卵细胞浆内注射助孕技术：是指从睾丸或附睾获取精子，结合ICSI治疗因男性无精子症而导致的不育症的助孕技术。

(一）手术方法

目前常用的是经皮附睾、睾丸精子抽吸术。

1. 经皮附睾精子抽吸术（percutaneous epididymal sperm aspiration，PESA)：全麻、局麻或精索浸润麻醉下，固定附睾，用连接注射器的穿刺针在附睾头部或体部缓慢回抽，直到少量液体被抽出。

2. 经皮睾丸精子抽吸术（testicular sperm aspiration，TESA)：即经皮穿刺抽吸睾丸组织，可用活检枪，19号、21号或更细的穿刺针完成，活检枪无需麻醉，其余方法需局麻。

(二）注意事项

1. 男方无精症患者须做内分泌检查和染色体检查，建议ICSI治疗前行睾丸活检。

2. 行附睾精子抽吸术时

(1) 消除患者的紧张情绪，减轻痛苦。

(2) 穿刺时保持针头沿着附睾纵轴运行，避免针头脱出或刺穿附睾，负压不宜过高。

(3) 如果显微镜下发现活动精子，即结束手术，压迫穿刺点，嘱患者平卧并托起阴囊休息；如未获得活动精子，可再行另一侧附睾或睾丸穿刺。

(4) PESA是一种盲法穿刺，可能引起附睾损伤和瘢痕形成，或导致出血；血液是否会污染精子标本，也有待进一步观察；无法对附睾行合适的诊断和显微重建术，并有一定的失败率。

3. 行睾丸精子抽吸术时

(1) 经皮刺入睾丸组织后立即回抽针管并保持负压状态，尽可能一次进针多个方向，反复抽吸以获得不同部位的组织。

(2) 如果一次穿刺无精子，则变换采取部位，均证实无精子时，同法采取对侧。双侧均不能采取到精子时，应留取组织标本，观察精子形成的组织学改变。

(3) 采用细针抽吸（fine needle aspiration，FNA）获取的是有限数量的细胞，而非组织。如果需增加受检组织或研究同侧睾丸不同部位的病理学，只要保留套针、改变针芯方向和深度即可以取材，避免再次穿刺。

第四节　植入前胚胎遗传学诊断

一、适　应　证

1. 染色体数目或结构异常的患者。

2. 夫妻一方为性连锁遗传病的携带者（例如血友病、假肥大性肌营养不良）。

3. 可进行基因诊断的单基因病患者或者携带者。

4. 用于解决骨髓移植供体来源困难时的 HLA 配型。

二、禁　忌　证

1. 患有《母婴保健法》规定的不宜生育的疾病。

2. 目前无法进行 PGD 的遗传性疾病（例如多基因病和大多数单基因病）；复发率＜10％的遗传病。

3. 夫妇中一方为严重遗传性神经、精神疾病患者或有严重智力、心理和精神问题。

4. 有 IVF-ET 其他禁忌证的夫妇。

三、术 前 准 备

1. 完善所有的临床检查　包括男女双方全面体格检查、男方精液检测、女方内分泌检测等有关 IVF-ET 的所有检测项目、相应的遗传学实验室检查等。

2. 咨询与知情同意　进入 PGD 程序前遗传学专家应接受患者咨询，与患者进行知情谈话，让患者详细了解治疗的全过程、可能发生的并发症及其治疗方法，需要配合的各个方面以及治疗费用等。

患者签署知情同意书后，选择合适的促排卵方案进行 PGD 周期。PGD 实验室操作方法见第十二章第八节植入前遗传学诊断。

第五节　卵 子 赠 送

一、适　应　证

1. 丧失产生卵子的能力。

2. 女方是严重的遗传性疾病携带者或患者。

3. 具有明显的影响卵子数量和质量的因素。

二、禁 忌 证

1. 男女任何一方患有严重的精神疾患、泌尿生殖系统急性感染、性传播疾病。

2. 男方患有《母婴保健法》规定的不宜生育的、目前无法进行胚胎植入前遗传学诊断的遗传性疾病。

3. 任何一方具有吸毒等严重不良嗜好。

4. 任何一方接触致畸量的射线、毒物、药品并处于作用期。

5. 女方子宫不具备妊娠功能或严重躯体疾病不能承受妊娠。

三、赠卵的基本条件

1. 供受双方都要充分知情，遵从自愿、互盲、保密的原则。

2. 捐赠是无偿的，任何组织和个人不得以任何形式募集供卵者进行商业化的供卵行为；但对赠卵过程中的费用进行合理的补偿是允许的。

3. 每位赠卵者最多只能使5名妇女妊娠。

4. 必须进行赠卵的临床随访和子代的婚前排查。

四、赠卵者资格评估

1. 必须符合我国大陆体外受精-胚胎移植的适应证，没有禁忌证。

2. 无遗传病史和遗传病家族史。

3. 没有任何将来的后代发生多因素来源的严重畸形（如脊柱裂、唇裂/腭裂、先天性心脏病等等）的可能。

4. 没有任何具有明确遗传倾向的疾病，如糖尿病、动脉硬化和一些癌症（乳腺癌、卵巢癌、前列腺癌、克罗恩病）。

5. 为保护赠卵者利益，赠卵者周期成熟卵子必须获得20个以上，并保留至少15个卵子，最多只能捐赠给5名妇女。

五、供卵者健康评估

1. 供者的年龄在20～35岁之间。

2. 一般体格检查　供卵者必须身体健康，无畸形体征，心、肺、肝、脾等检查均无异常，同时应注意四肢有无多次静脉注射的痕迹。

3. 生殖系统检查　生殖系统发育良好，无畸形，无感染等疾患。

4. 实验室检查

（1）全血细胞计数、Rh因子和ABO血型。

（2）尿常规。

(3) 凝血检查。

(4) 乙肝及丙肝等检查正常。

(5) 梅毒、淋病、艾滋病等检查阴性。

(6) 肝功能、肾功能、甲状腺功能、血糖等正常。

(7) 宫颈涂片正常。

(8) 巨细胞病毒 (CMV)、风疹病毒、单纯疱疹病毒和弓形体等检查阴性。

(9) 性激素水平正常。

(10) 染色体检查正常。

(11) 半年后须复查 HIV 抗体。

六、受卵者的筛查

为确保夫妇及其将来后代的体格和社会心理健康，必须对预期的受者进行全面的检查。

1. 采集详细的医学病史并进行全面的体格检查。

2. 生化检查和传染性疾病的筛查、胸部 X 线片、心电图等。

3. 如果发现有心肺损害的病史或体征，需要咨询心血管专家，如果发现高血压、糖尿病和其他医学状况，建议临床医师咨询围产专家，更好地明确与妊娠有关的危险和结局。

4. 接受赠卵形成的胚胎必须冻存 6 个月以上，供者接受 HIV 的复查后才能移植。

5. 心理咨询和充分知情。

七、受卵者配偶的检查

1. 精液分析。

2. 血型和 Rh 因子。

3. 生化检查和传染性疾病的筛查。

4. 适当的遗传学筛查。

5. 心理咨询和知情同意。

第六节　人类配子、胚胎的冷冻和复苏

一、胚胎的冷冻

(一) 适应证

1. 保存 IVF 周期中的多余优质胚胎。

2. 有重度OHSS倾向者，为避免其进一步加重，可将胚胎冻存，留待以后再移植。

3. 胚胎移植时插管入宫腔非常困难者。

4. PGD后等待诊断结果。

5. 接受赠卵周期。

6. IVF周期中移植时患者有感染发热、严重腹泻等内科并发症。

7. 肿瘤患者在治疗病情控制后保存生育功能。

8. 保存患者年轻时胚胎，供年纪大时移植（时控生育）。

（二）冻存胚胎的选择

1. 卵裂期　必须是高质量的2～8细胞胚胎（1级或2级，细胞质碎片<20%，处于适当发育阶段）。卵裂球大小不一致或碎片率高会影响存活率。

2. 原核期　受精卵必须透明带完整，细胞质健康，两原核清晰可见。在配子结合前原核开始迁移的时期，随着DNA合成和有丝分裂纺锤体的形成，微管系统对温度波动高度敏感，可能导致染色体分散，在此时期冷冻的受精卵不会存活。因而原核冷冻的时间很关键，必须在原核仍清晰时进行，正常在受精后20～22小时之前。

3. 囊胚期　根据囊腔大小、发育速度和内细胞团、滋养层的质量，选择优质囊胚于第5天或第6天进行囊胚冷冻。优质囊胚为囊腔扩张，内细胞团清晰，滋养层细胞呈镰刀状，并连续平铺于透明带内壁，透明带变薄。

（三）胚胎冷冻及其复苏

参见第十二章第七节　胚胎冷冻及解冻。

二、卵母细胞的冷冻

卵母细胞的冷冻是生育力保存的重要方法之一。由于卵母细胞特有的细胞骨架结构对低温和渗透压改变极为敏感，而且其表面积与体积的比率较小，细胞膜的通透性较差，更易在冻融过程中损伤，因此卵母细胞冷冻也是辅助生殖技术的一个难点。目前用于卵母细胞冷冻的方法有慢速程序化冷冻和玻璃化冷冻，但总体而言，技术仍不成熟。卵母细胞的冷冻的适应证主要有：

1. 即将失去卵巢功能者　手术切除、化疗或放疗等。

2. 推迟女性生育年龄。

3. 建立卵母细胞库，用于赠卵来源。

4. IVF患者　原发不孕原因不明者，避免无法预期的受精失败；采卵日取精失败。

三、精液冷冻

精液冷冻指用冷冻的方法保存患者自身或供精者的精液，用于各种辅助生殖技术或研究。

（一）适应证

1. 将正常供精者精液冷冻保存，建立精子库；于6个月后再次对供者进行病毒筛查，阴性者才能将冻存精液用于受者。

2. 肿瘤患者接受放疗或化疗前，将精液冷冻供以后生育用。

3. 精神异常紧张或需出差者，在需要人工授精时不能提供精液，将其任何时候射出的精液冻存作为储备，以备后用。

4. 冻存少、弱精患者精液，特别是经皮附睾取精（PESA）或睾丸取精（TESE）获得的少量精子，以避免反复穿刺取精。

（二）注意事项

1. 注意无菌操作，整个操作过程应在Ⅱ级（层流）生物安全柜内进行；一次只处理一个精液样本。

2. 冻存管标识清晰持久，在实验室登记本和患者病历资料中均有完整的相关记录。复苏前仔细核对冻存管的位置、实验室登记本和患者病历，确保一致。

3. 要求精液样本冷冻的患者须进行HIV、乙型肝炎病毒（HBV）、丙型肝炎病毒（HCV）和梅毒筛查，避免交叉感染。阳性患者的标本需单独存放。

第七节　囊胚培养

囊胚培养是辅助生殖技术胚胎培养的重要发展之一，其主要适应证如下：

1. 年龄小于35岁的不孕症患者，其对促排卵治疗反应良好，取卵数≥12～15个，同时6～8细胞期优质胚胎≥5～8个，预计可以培养成功获得囊胚，为优化胚胎选择，减少移植胚胎数，减少多胎妊娠，提高胚胎种植率，行囊胚培养。

2. 原因不明的多次IVF失败（超过3次以上），胚胎质量较好而种植失败，怀疑可能胚胎发育潜能受限，建议行囊胚培养，了解失败原因，提高治疗成功率。

3. 需作胚胎活检的患者，如PGD的患者，活检后为等待PGD结果进行囊胚培养。

4. 因各种因素需暂缓卵裂期胚胎移植但并不放弃新鲜胚胎移植的患者，可以将胚胎在体外培养至囊胚阶段后移植。

参见第十二章第七节 胚胎冷冻及解冻。

第八节 辅助孵化

辅助孵化通常认为有利于胚胎孵出，进而提高种植率和临床妊娠率。其主要适应证如下：

1. 年龄≥39岁或基础FSH升高（FSH>10U/L）者建议行辅助孵化。

2. 多次（≥3次）IVF-ET治疗将形态发育正常的胚胎移植但着床失败者。

3. 正常胚胎透明带较厚者（≥15μm）。

4. 透明带颜色异常 在体外培养过程中，由于卵子过熟造成透明带颜色较黑、棕黑或黄黑，随着体外培养的进行，卵子进一步老化，需辅助孵化。

5. 冻融胚胎过程中一个或几个卵裂球死亡或卵裂球中有碎片≥20%时。卵裂球碎片过多提示溶素分泌不足，透明带不易被溶解。

6. 延长的体外培养，如囊胚培养及不成熟卵子体外成熟培养所形成的胚胎。长时间体外培养导致透明带异常。

第七章　辅助生殖技术并发症及其诊治原则

第一节　卵巢过度刺激综合征

卵巢过度刺激综合征（OHSS）是一种人体对促排卵药物产生过度反应，以双侧卵巢多卵泡发育、卵巢增大、毛细血管通透性异常，急性体液和蛋白外渗进入第三间隙为特征而引起一系列临床症状的并发症。自然妊娠中出现的卵巢过度刺激综合征也偶有报道。

【临床表现】

卵巢过度刺激综合征的典型症状为不同程度的腹胀、恶心、呕吐、腹泻，进一步发展为嗜睡、畏食、呼吸困难及尿量减少。常见体征为体重快速增加、腹水、少尿或无尿。血液浓缩、血容量不足、白细胞增加、电解质紊乱、低钠高钾血症、胸腔积液及心包积液、呼吸窘迫综合征、伴有血栓形成倾向的高凝状态、血管栓塞及多脏器衰竭。

【分类】

OHSS有两种表现形式，即早发型和迟发型。早发型OHSS出现在HCG注射后3～7天，而迟发型OHSS出现在HCG注射后12～17天，早发型与卵巢对激素刺激超强反应有关，而迟发型主要依存于妊娠的发生。

分类采用中华医学会妇产科学会内分泌学组“多囊卵巢综合征的诊断和治疗专家共识”附件中OHSS分类（表7-1）。

表7-1　卵巢过度刺激综合征的分类

轻度	中度	重度	危重
Ⅰ：腹胀和不适 Ⅱ：Ⅰ级症状加恶心、呕吐和（或）腹泻 卵巢不同程度增大，直径≤5cm	Ⅲ：轻度OHSS症状加重 腹水的超声证据 卵巢直径5～10cm	Ⅳ：重度OHSS特征 腹水的临床证据 Ⅴ：血细胞比容≥45%（比基线升高≥30%），WBC≥15×10^9/L，少尿，血肌酐1.0～1.5mg/dl，肌酐清除率≥50ml/min	Ⅵ：张力性腹水+/0腹水 血细胞比容≥55% WBC≥25×10^9/L 肌酐≥1.6mg/dl 肌酐清除率<50ml/min 血栓栓塞 急性呼吸窘迫综合征（ARDS）

【风险及预防】

1. 风险 控制OHSS的发生最重要的是提前预测和积极预防。准确细致地掌握病史，是除了超声和内分泌评估之外成功预测和积极预防OHSS发生的基础。

(1) 患者自身因素：①年龄、体重指数：年轻患者拥有大量卵泡可被募集，而且卵泡表面促性腺激素受体的密度较高，因而易对促性腺激素（Gn）敏感。有人认为体型瘦小是OHSS的危险因素之一。②PCOS及卵巢PCO改变：超声下评定卵泡数量、大小和分布形式对于预测的发生十分重要。如卵巢项链征（卵泡早期B超可见卵巢周围直径2～8mm的小卵泡呈串珠样排列），多数小卵泡在促排卵药物的刺激下均可发育成熟，易发生OHSS；血LH/FSH＞2，可影响雄激素向雌激素的转化，易发生OHSS；高雄激素血症是OHSS单一的危险因素。③多普勒卵巢血管阻力指数较低者。④曾经发生过OHSS的患者。⑤过敏史：在最终发展为重度OHSS的患者中，50%有过敏史。动物实验也表明在卵泡周期性的发育中，主导卵泡上有大量的肥大细胞，提示内源性的免疫系统高反应性与OHSS的发生有关。

(2) 促排卵方案：①促性腺激素释放激素激动剂（GnRH-a）：研究显示经GnRH-a降调的PCOS患者对促性腺激素的敏感性增加，较以往氯米芬(CC)/HMG方案增加了6倍。应用GnRH-a降调节是OHSS的一个危险因素，特别是PCO状态患者在给予促性腺激素前使用GnRH-a，可增加OHSS发生的风险。②HMG或FSH：应用重组FSH与HMG相比，OHSS发生率无显著差异。③应用HCG诱导排卵及支持黄体：HCG的剂量及血浓度维持时间对OHSS的严重性及病程有直接影响。排卵前给予HCG促卵泡成熟是严重的早发型OHSS的诱因。使用HCG支持黄体，OHSS发生率升高。

(3) E_2及卵泡数：较高的E_2水平及E_2绝对值迅速增加，E_2＞14 800pmol/L，单侧卵巢卵泡＞20个（尤以不成熟卵泡及中等大小卵泡为主）时，易发生OHSS。单独E_2增高或卵泡数增加并不能预测其发生，只有两者均增高才有意义。

(4) 妊娠：妊娠导致内源性HCG的分泌，特别是多胎妊娠患者。妊娠可增强排卵前应用HCG的作用及内源性HCG自身的作用，从而诱发及加重OHSS的发生。

2. 预防 由于目前缺乏针对性较强的治疗方法，预防远较治疗更为重要。

(1) 警惕具有高危因素的患者：注意病史、体格检查和超声的诊断。对于有高危因素的患者，如PCOS、年轻、瘦小、有高免疫敏感性或OHSS病史者，应结合 E_2 水平和卵泡募集的情况与 B 超进行严密监护，出现 OHSS 倾向时采取积极措施。

（2）调整促排卵方案：PCOS 患者促排卵前期可使用口服避孕药（OC）和双胍类药物、芳香化酶抑制剂、地塞米松等药物改善激素环境，顽固性高 LH 水平可考虑应用 GnRH-a 超长方案。使用腹腔镜卵巢钻孔术等。

使用长效的 GnRH-a 以加强降调节的作用，推迟开始使用外源性 Gn 的时间，或根据 E_2 水平及募集的卵泡数，采用低剂量促性腺激素渐增方案或者低剂量促性腺激素渐减方案。

GnRH-ant 方案并不能减少 OHSS 的发生，在 GnRH-ant 方案中应用 GnRH-a 代替 HCG，可减少 OHSS 的发生。自然周期中应用 GnRH-ant，可在预防自发的 LH 峰出现的同时，避免 OHSS 的发生。

（3）控制外源性 HCG 的应用：①取消周期或取消 HCG：可疑发生严重 OHSS 可能者，如在排卵的早期（卵泡直径＜14mm），应及时取消本周期；如在促排卵的后期，接近注射 HCG，则应依病情而定，可延迟、减少 HCG 注射量，或停止注射 HCG。对于后者可尝试使用其他药物诱导排卵或者取卵后进行未成熟卵子体外培养。②GnRH-a 或重组 LH 替代 HCG 诱导排卵：GnRH-a 是 HCG 的有效替代物，LH 作用时间短，对卵巢刺激小，且溶黄体作用快速彻底，OHSS 发生率低。有学者报道经荟萃（Meta）分析显示，GnRH-a 替代 HCG 周期获得的卵子在成熟率和受精率方面与 HCG 周期无显著差异，但是继续妊娠的可能性低于 HCG 组。研究表明重组 LH 诱导卵泡成熟和早黄体支持的作用与尿 HCG 效果相同，且降低了 OHSS 发生率。③单纯采用黄体酮而不是 HCG 进行黄体支持。

（4）“coasting 疗法”或者延迟 HCG 的注射：当患者进行促排卵后，出现明显的 OHSS 倾向：腹部不适、大量卵泡募集（每侧发育卵泡数超过 10 个）、血清 E_2＞18 350pmol/L，优势卵泡直径为 16～18mm 时，可以采用“coasting 疗法”，即停止使用 Gn、继续使用 GnRH-a 1～2 天，直至血清 E_2 降至安全范围，即 9177～13 760pmol/L 以下再使用 HCG，文献报道可减少重度 OHSS 的发生，对体外受精周期的结局无不良影响。

（5）单侧卵巢提前取卵：指注射 HCG 后 10～12 小时，先取一侧卵巢的卵泡，在 36 小时取另一侧卵巢的卵泡，并进行 ET，结果有较高的妊娠率及优质胚胎率。因提前取卵可明显干预卵泡的最终成熟，故可减少 OHSS 的发生，这种早期取卵即不需进一步的药物治疗，也不需要取消周期，经济、安全、易于接受。

（6）单胚胎移植或者放弃移植而行胚胎冷冻：在 IVF-ET 周期中，OHSS

发生的风险与HCG水平直接相关，同时与多胎妊娠相关，所以避免多胎妊娠实施单胚移植可减轻迟发型OHSS的严重程度。若移植前已发生严重OHSS或出现严重OHSS的倾向，可将胚胎冷冻保存不进行移植，待以后再移植冷冻胚胎。这样虽不能减少早发型OHSS的发生，但可以避免迟发型OHSS的发生，减轻病情及其他并发症的发生。

(7) 白蛋白和免疫球蛋白预防性治疗：疗效不确切。

【治疗原则】

OHSS的病程依据于它的严重程度，是否有并发症的出现以及是否妊娠。治疗关键是预防其他并发症的发生，注意血流动力学的改变，防止电解质紊乱，保护肝、肾功能，重视肺功能的调节，保护神经功能，预防血栓形成。原则上轻度观察，中度适当干预，重度积极治疗。高度重视呼吸困难，尿量减少、下肢水肿、头昏、麻木、神经症状。对于严重的OHSS患者必须住院治疗。

1. 首先应注意精神鼓励，以树立克服疾病的信心。注意休息，避免体位剧烈改变，以防止发生卵巢破裂或扭转，适当注意四肢活动，防止血栓形成。禁止盆腔检查、腹部重压；并鼓励患者少量多次进食高蛋白食品。

2. 监护 液体出入量、腹围、体重及生命体征；及时监测血常规、血细胞比容、凝血功能、电解质、肝功能、肌酐、尿素氮及血流动力学检查。妊娠试验及腹部超声检查，充分了解患者病情。

3. 纠正血容量和电解质平衡 维持体液外渗期的血容量，及早纠正低血容量，是预防各种循环障碍并发症的关键。依据病情扩容，使用白蛋白，右旋糖酐40，慎用利尿剂。当患者出现血液浓缩、高血压、低钠血症时，禁用利尿剂。OHSS患者有高钾低钠血症倾向，不主张使用林格液，可补充生理盐水。同时监测酸碱平衡及血凝状态；病情稳定后，可停止补液。严重少尿患者，在补充血容量的前提下，可静滴多巴胺，以扩张肾血管，增加尿量，改善肾功能。

4. 预防血栓 重度OHSS患者处于血液高凝状态，必要时使用肝素抗凝，防止血栓形成。

5. 胸腹水的处理 腹腔穿刺腹水引流指征：腹胀造成严重的腹部不适或疼痛；肺部受累（持续的呼吸急促、氧分压降低、胸水）；肾脏受累，对药物疗法反应不够（持续的少尿、血肌酐升高、肌酐清除率下降）。操作需在超声监测下进行。腹腔积液穿刺引流可改善症状，增加静脉回流和心输出量，改善肾脏功能，增加尿量，阻止腹腔积液流向胸腔。多数胸腔积液可以自然吸收，严重胸水可穿刺放液，注意肺部并发症及成人呼吸窘迫综合征的治疗。严重者腹穿时可同时抽出卵巢黄素囊肿液，以减少进入血液循环的 E_2 量，但应注意合并妊娠时易因激素水平骤降而致流产。反复放液可预防性使用抗生素治疗。

6. 其他药物　近年来有学者使用6%羟乙基淀粉（hydroxyethyl starch，HES）取代血制品白蛋白。目前对于前列腺素合成酶拮抗剂的研究，认为影响肾脏灌注；糖皮质激素如泼尼松龙，可以改善毛细血管通透性，减少毛细血管渗出，但有学者报道无明显疗效；多数学者认为抗组胺药物无效，尚需考虑对妊娠的影响。免疫球蛋白有助于感染的预防，但这些药物的使用仍在探索阶段。对于严重患者防止血栓形成可采用肝素钠皮下注射。

7. 一般增大的卵巢不必手术可自行消退，但需注意卵巢囊肿破裂、出血或扭转，以及异位妊娠的发生，必要时需要手术治疗，但应尽量保留卵巢。

8. 出现多脏器功能衰竭先兆时，应果断中止妊娠。

第二节　多胎妊娠

一次妊娠同时有两个或两个以上胎儿称多胎妊娠。人类自然妊娠时多胎妊娠的发生率约为 $1:89^{n-1}$（n 代表一次妊娠中的胎儿数）。随着促排卵药物的应用，尤其是人类辅助生殖技术的发展，多胎妊娠的发生率也随之增加。在采用 IVF-ET 技术后的妊娠中，多胎妊娠率可达20%～35%。

【风险及预防】

多胎妊娠的孕产妇其并发症及流产率、围产儿发病率、死亡率均增加。常见的母、儿并发症有子痫前期、产前贫血、羊水过多、流产、早产、产后出血、胎儿宫内发育迟缓、新生儿呼吸窘迫综合征、胎儿畸形、剖宫产率增加等。多胎妊娠也增加了家庭和社会的经济负担。

规范促排卵治疗、减少诱导排卵数以及减少 IVF-ET 的移植胚胎数等方法都可以降低多胎妊娠的发生率。

一旦发生多胎妊娠，可通过减胎术来减少多胎妊娠，降低多胎妊娠的并发症，改善围生期结局。

【诊断要点】

根据采用促排卵药物或辅助生殖技术的病史，结合临床表现和产科检查以及辅助检查，特别是B型超声检查，一般可以准确诊断多胎妊娠。早至6～7周时可发现宫内多个妊娠囊，或一个妊娠囊内有两个胚胎及其原始心管搏动。妊娠中晚期更可清晰显示宫内不同的胎儿。

【多胎妊娠减灭术】

1. 适应证

（1）两个以上绒毛膜的多胎妊娠，为改善母儿围生期预后者。

（2）多胎妊娠其中一个胚胎异常需要减灭者。

2. 禁忌证 存在各器官系统特别是泌尿生殖系统的急性感染。

3. 下列情形应慎重

（1）先兆流产者应慎行减胎术。

（2）除非必要时，否则慎行单绒毛膜双胎妊娠其中一个胚胎的减灭。

4. 多胎妊娠减灭术的时机选择 妊娠7周直至妊娠晚期均可行减胎术，在妊娠早、中期进行较好。早期减胎，操作较容易，对孕妇的刺激小，残留的坏死组织少，因而较安全。但保留的胚胎因存在自然减胎的可能，宜给决定保留双胎的患者进行。

5. 多胎妊娠减灭术的方法 减胎术的手术方法有经阴道多胎妊娠减胎术和经腹部多胎妊娠减胎术。前者适用于7～10周的妊娠，也可应用于个别11～12周的多胎妊娠，此时应注意保证经阴道的超声视野能够清楚了解各妊娠囊的位置及其相互关系。后者适用于15周以后的妊娠，也可用于个别12～15周的妊娠。

因此，应根据孕周等具体情况选择合适的手术时机和手术方式。

（1）术前准备：向患者及家属解释手术方法和过程、手术的必要性及其风险，以及可能的并发症，并签署手术知情同意书。进行体格检查和妇科检查，以排除急性炎症，特别是泌尿生殖道急性炎症的存在；进行血常规、凝血功能等必要的实验室检查；确定保留和减灭的胎数并获得夫妇双方的书面同意；拟定减灭的目标胚胎，确认有适当的手术进针路线；必要时预防性使用抗生素。

（2）设备及器械：配套的实时超声显像仪、阴道探头或腹部穿刺探头及穿刺适配器、相应的穿刺针、控制良好的持续负压吸引装置、试管、注射器、生理盐水、10%氯化钾溶液等。

（3）镇痛或麻醉：术前30分钟使用镇痛、镇静药物，如肌注哌替啶100mg或50mg，也可采用静脉麻醉，注意麻醉安全，如麻醉科医师现场监测、开放静脉通路、手术过程中心电和血氧监护等。注意使用药物前后以及麻醉前后患者生命体征的监测。

（4）经阴道多胎妊娠减灭术：①术前排空膀胱，取截石位，手术过程按无菌要求操作，碘附消毒外阴、阴道后铺巾，生理盐水冲净阴道残液，在阴道B超探头外罩无菌橡胶套，安置穿刺架；②常规扫描盆腔，确切记录子宫及各妊娠囊位置及其相互关系，选择拟减灭的妊娠囊；③减灭妊娠囊的选择：综合多胎妊娠的类型、妊娠囊的位置、胚胎发育的一致性等因素选择减灭的目标胚胎。

以下原则供参考：①优先减灭单妊娠囊双胎的两个胚胎，而保留单妊娠囊单胎；早期妊娠减灭单妊娠囊双胎的其中之一，很可能影响甚至致死另外一个胚胎，如有必要可于妊娠中、晚期采用其他手术方法减胎；②选择有利于操作的妊娠囊，如最靠近阴道壁和腹壁的妊娠囊；③选择含有最小胚体的妊娠囊；④选择靠近宫颈的妊娠囊。

可使用取卵所用的16～18G双腔穿刺针。置入穿刺针，在阴道B超引导下，由阴道穹隆部缓慢进针，在进针过程中注意将针尖始终对准胚体的心脏搏动位置，进一步将针尖刺入胚体的胎心搏动点，转动针尖可见胚体联动以证实已刺入胚体。

抽吸胚胎：①确定穿刺针尖位于胚胎后，先加负压至40kPa，如穿刺针塑料导管内无任何吸出物，进一步证实针尖位于胚胎内，可短时进一步加负压至70～80kPa，可见到胚胎突然消失，妊娠囊略缩小，此时应立即撤除负压，避免吸出囊液。检查见穿刺针塑料导管内有吸出物，并见有白色组织样物混于其中，提示胚芽已被吸出。如将吸出物置于显微镜下观察，可见胚胎的体节结构，表明胚胎已解体，且部分或全部被吸出。多使用于7～8周的胚胎。②个别稍大的胚胎难以在负压下被吸出，可采用反复穿刺、双向旋转穿刺针的方法机械性致死胚胎。多使用于8～9周的胚胎。③对于妊娠9～12周者，由于胚胎较大，上述方法机械性破坏程度有限，难于致死胚胎，可采用氯化钾注射法。即当针尖进入胎心搏动区时，回抽无液体或少许血液，然后注入10%氯化钾0.6～2ml。超声显示胎儿急剧挣扎数秒钟，继而胎心搏动消失，5～10分钟后再次观察未恢复，提示减胎成功，退针。再次超声检查宫内各妊娠囊情况，注意受术妊娠囊是否有剥离宫壁或囊下及其他穿刺位置的活动性出血。

术后处理：术后使用黄体酮肌内注射。可再次预防性使用抗生素。嘱患者注意卧床休息和外阴清洁，禁止性生活。注意腹痛、阴道出血或异常分泌物、发热等，及时随诊。

术后复查：分别于术后第1天至第3天、术后1周复查确认减胎成功，并了解各妊娠囊宫内情况。此后定期复查，了解胚胎及妊娠囊被吸收情况。复查时视需要同时复查血常规、凝血功能、C-反应蛋白、β-HCG和甲胎蛋白（AFP）等。首次复查时，如见所减灭的胚胎有缓慢的心管搏动，可等候数天再次观察；如见正常频率心管搏动，则提示减胎失败，须再次减胎。如再次手术，必须确认原来进行减胎操作的胚胎不能予以保留。手术后可能出现出血、感染、流产、胎儿畸形等并发症，按妇产科常规处理。

若需减灭多个胎儿，则用同法继续对其余胎儿进行减胎。如为高序多胎，可以分次手术进行减胎。一般一次减灭的胎儿不超过2个。

(5) 经腹部多胎妊娠减灭术：术前准备同前述。受术者术前排空膀胱，取平卧位，常规下腹部手术野消毒、铺巾。B型超声腹部穿刺探头置于下腹部探测子宫及各妊娠囊位置及其相互关系，选择拟穿刺的妊娠囊，待胎儿处于静息状态时，采用脐带穿刺所用的20～22G穿刺针在穿刺探头指引下快速刺入胎儿心脏或近心脏的胸腔部位，回抽无液体或少许血液，然后注入10%氯化钾1～2ml。B超下见胎心搏动消失、胎动停止、胎体张力消失并下沉至妊娠囊底部。5～10分钟未见胎心搏动恢复，提示减胎成功。若见胎心恢复，即时用同法行再次减胎。对于胎体活动频繁影响操作的，可先向胎心方向进针至胎体表面，对准胎儿心脏位置再次进针。确实必要时，可以先向胎体注射少量肌松剂，胎动停止后再向胎心进针。

若需减灭另一个胎儿，可同法处理。术后处理及术后复查基本同上。由于经腹部减胎多用于中、晚期妊娠，胎体较大，母体吸收物质较多，在复查及分娩过程中应注意凝血功能的跟踪复查。胎盘娩出后注意检查是否有纸样儿或压迹的存在。

第三节 异位妊娠

异位妊娠（ectopic pregnancy）是指妊娠时受精卵着床于子宫腔以外的位置，包括输卵管妊娠、腹腔妊娠、卵巢妊娠、宫颈妊娠和阔韧带妊娠等。宫角妊娠也归属此类。在辅助生殖技术的应用中，异位妊娠的发生率为3%～5%，宫内妊娠合并异位妊娠的发生率为1%，IVF-ET后的异位妊娠发生率与输卵管引起的不孕、腹腔及宫腔手术、异位妊娠手术及感染史有关。在接受IVF-ET或AI获得的妊娠发生异位妊娠时，常因卵巢增大或OHSS表现使异位妊娠的临床表现不典型，或被忽略。

一、异位妊娠

【临床表现】

在接受IVF-ET治疗移植胚胎后，尿和血β-HCG升高，证实为妊娠，但仍有少量的阴道出血、腹部不适或腹痛，且逐渐加剧，或贫血貌、晕厥史。

内出血的估计主要依据全身及腹部的表现，以及B超检查、腹中积血（液）的情况、血色素、血压、脉搏而定。

【诊断要点】

1. 在 IVF-ET 或 AI 术后，经尿或（和）血检查确诊为早孕。

2. 阴道少量出血，腹胀或腹部不适加剧，出现下腹疼痛，严重者出现腹腔内大出血的临床表现，如贫血貌、晕厥史、腹膜刺激征。血压下降，脉搏>120 次/分等出血性休克的表现。

3. 妇科检查　子宫颈举痛，双卵巢增大，并可触到较明显的压痛点。

4. B 超　可能发现在增大的卵巢旁有胎囊样结构，大小与停经时间相符合，偶见胎心搏动（未破裂时），若破裂，盆腔积液量增加或出现积液暗区。宫内可见子宫内膜增厚，缺乏妊娠囊影像。或发现妊娠囊位于宫角部。

5. 实验室检查　孕酮水平与妊娠时间不相符合，偏低，常<35nmol/L，腹腔内大出血时，血红蛋白明显下降，白细胞总数上升。

6. 血 β-HCG 的倍增时间延长或上升不明显。

【治疗】

1. 手术治疗　输卵管妊娠首选手术治疗。对异位妊娠破裂内出血并发休克者，立即手术，剖腹探查或腹腔镜进行病灶部位的切除术或清除术。

2. 保守治疗　对病情稳定的无内出血或出血较少、包块较小和 HCG 水平较低的患者可采用药物保守治疗。对未破裂的特殊部位的异位妊娠（如输卵管间质部妊娠、子宫颈妊娠等），定位诊断清楚者，可在 B 超引导下经阴道穿刺吸出异位胎芽，并局部注射 MTX 40～60mg，术后密切观察并定期检测 β-HCG 变化。

二、宫内外同时妊娠

【临床表现】

同前异位妊娠者。

【诊断要点】

1. IVF-ET 治疗后，确诊早孕，但出现不能解释的下腹不适或疼痛，并随着时间加剧，破裂时出现晕厥等出血性休克的表现。

2. B 超检查　宫内妊娠存在，胎囊发育好。在子宫腔外，可探及胎囊样结构，偶可见胎心搏动；宫腔内超声直接妊娠征象以及宫腔外间接妊娠征象伴临床症状；宫腔内超声直接妊娠征象伴异位妊娠的临床表现而无阴道流血；超声检查示宫腔内妊娠流产，而阴道出血与全身失血症状不成比例。

3. 血和尿 HCG 及孕酮变化不能作为参考指标。

【治疗原则】

1. 在保胎的前提下尽早手术治疗，切除异位妊娠病灶。

2. 加强术前、术中、术后的保胎处理及治疗。

第四节 取卵后出血与感染

一、穿刺取卵后出血

穿刺取卵手术所导致的阴道出血或腹腔内出血。在阴道超声引导下，穿刺卵泡吸取回收卵母细胞已成为大多数 IVF 中心取卵的常规操作，该操作一般是安全的。但有时会因穿刺针损伤阴道壁穹隆部位、盆腔内血管、邻近器官等而引起损伤出血。

引起这些并发症的常见原因有：

1. 因以往炎症或手术而使盆腔内粘连，导致脏器解剖位置改变，如卵巢位置较高、卵巢和盆腔内器官粘连。

2. 患者因恐惧或疼痛突然改变体位。

3. 穿刺针受力弯曲后改变方向或重新定位准备取卵时。

4. 穿刺针在取卵途径上需穿过子宫、多次穿刺通过阴道壁。

5. 手术者对 B 超扫描盆腔内器官的影像不熟悉，以及操作技术不熟练。

【临床表现及诊断要点】

详见本章第五节的“血管损伤”部分。

【治疗方案及原则】

详见本章第五节的“血管损伤”部分。

【预防】

详见本章第五节的“血管损伤”部分。

二、感　　染

经阴道穿刺取卵术后引发的内生殖器及其周围的结缔组织、盆腔腹膜发生感染时，导致局部或全身的炎性变化。

感染主要源于穿刺针经阴道到达卵巢引起的卵巢炎、穿刺输卵管积水引起急性炎症发作。很多接受 IVF-ET 的患者，其生殖道及盆腔原有慢性炎症，取卵、移植等阴道操作增加了盆腔感染及急性发作并扩散的可能，严重者可形成盆腔脓肿。胚胎移植手术，如冷冻胚胎移植周期也可发生盆腔感染，但临床发生率较低。

【诊断】

1. 临床表现

（1）发热：体温升高，少数有寒战、头痛、高热。

(2) 疼痛：持续性下腹疼痛，可出现下腹部压痛、反跳痛等腹膜刺激症状。

(3) 阴道分泌物有异味。

2. 辅助检查

(1) 血常规：白细胞计数升高，分类中出现杆状核和分叶核中性粒细胞增多。

(2) 超声检查和盆腔积液穿刺：有助于诊断及鉴别诊断。

【治疗方案及原则】

1. 抗生素的选择　应给予足量广谱抗生素，常需静脉滴注。可参考急性盆腔炎的治疗原则。

2. 取消周期　盆腔感染不仅显著降低 IVF-ET 的成功率，而且影响患者自身的健康。一旦确诊盆腔感染，取消周期中的后续步骤，若已完成采卵手术，则将所有胚胎冷冻保存，待炎症控制后再行胚胎移植。

【预防】

1. 预防性使用抗生素。

2. 手术前生理盐水冲洗阴道，手术时注意外阴、阴道、宫颈的清洁及冲洗，取卵手术时尽量减少反复穿刺次数。

3. 穿刺吸取卵泡液时，注意收集管不要太满，以免发生污染而引起感染。

第五节　脏器损伤

辅助生殖技术涉及各种盆腔和生殖器官的手术操作，包括对不孕和不育的手术诊断和治疗，侵入性的辅助生殖技术操作，如取卵术、腹腔镜下配子输卵管内移植术、特殊困难的胚胎移植术、减胎术、胚胎停育后清宫手术等。盆腔内的女性生殖器官有众多的重要邻近器官，包括膀胱、输尿管、肠道、血管等，这些侵入性手术可能产生脏器损伤，造成不同程度的并发症。

一、肠管损伤

在辅助生殖技术的操作中，肠道损伤主要部位在直肠和结肠。大多发生在盆腔粘连严重的取卵手术、后穹隆镜，以及宫腔镜或清宫手术中子宫穿孔后操作器械对肠管的损伤。大多数肠道的穿刺损伤较小，可以观察至肠管愈合。但是较大的撕裂伤和钳夹伤，则可能导致严重的并发症。

【诊断】

1. 手术后出现持续性且逐渐加重的急腹症症状。腹痛，伴恶心、呕吐，严重者出现发热、休克。

2. 体格检查发现腹部较典型的腹膜刺激症状，包括肌卫、腹痛和反跳痛，以及移动性浊音、肠蠕动亢进。

3. 辅助检查包括腹部超声检查，可见盆腔积液，肠管蠕动亢进，肠管扩张。

4. 对严重而典型的肠道损伤患者，需要立即行急诊剖腹探查术，从十二指肠到直肠逐段检查肠管，看到伤口，可以确诊。

【治疗】

1. 对可疑肠管穿刺伤，但生命体征平稳，急腹症症状不典型或不严重的患者，可住院严密观察 24 小时；禁食、禁饮，静脉营养；静脉滴注广谱抗生素预防感染。

2. 对症状严重和典型的患者，立即进行手术准备。备血；皮肤准备；胃管引流，禁饮、禁食，静脉营养；术前静脉滴注广谱抗生素预防感染。

3. 剖腹探查手术要求严格规范操作，下腹正中切口，轻柔地将肠管从十二指肠到直肠逐一检查，不能疏漏。发现破口，用可吸收肠线细致修补。术后盆腔放置引流管 48 小时，保留胃管一周。

二、膀胱和输尿管损伤

在B超介导下取卵手术造成的膀胱和输尿管损伤已经有数个报道。大多发生在从阴道前穹隆两侧进针的情况下。

【诊断】

1. 取卵手术史，特别容易发生于盆腔粘连严重、进针距离卵巢较远、静脉麻醉的病例。一般在术后数小时至十余天后出现症状。症状为腹痛，有时放射至腰部，发热、排尿困难、血尿、膀胱积血等，严重者出现肾积水、失血性休克。

2. 体格检查时可发现腹部局部肌卫、腹部压痛和反跳痛，较典型的腹膜刺激症状。导尿见大量血尿和血块。

3. 辅助检查　包括①B超；②盆腔磁共振成像（MRI）或盆腔电子计算机体层扫描（CT）；③静脉肾盂造影或逆行膀胱造影；影像学检查提示盆腹腔积液、膀胱腔内血块、输尿管扩张或肾盂积水等征象；④膀胱镜常常能够较准确地诊断出血的部位，并可放置输尿管支架；⑤出血较多时出现失血性贫血，可进行相关的实验室检查。

【治疗】

1. 住院密切观察，监测生命体征。记录 24 小时出入量。镇痛。

2. 保留导尿管，如果为膀胱积血和血块，可予无菌生理盐水定期冲洗膀胱。

3. 预防性静脉滴注抗生素，预防感染。

4. 如果持续血尿，可以用膀胱镜探查，镜下看见输尿管开口，可使用输尿管镜或导管探查输尿管，观察是否有血栓栓塞梗阻。探查获得充分依据后，可在镜下放置输尿管支架。10 余天后再次应用膀胱镜检查，取出输尿管支架。

5. 对更大、更严重的输尿管损伤，特别是子宫内膜异位症盆腔粘连严重的患者，可请泌尿外科进行开腹或腹膜外输尿管修复成形术。

三、血 管 损 伤

血管损伤是辅助生殖技术操作中最常见的并发症，可见于 1/2500 个取卵手术中。一般损伤阴道壁小血管的概率约 1.4%～18.4%，较严重的出血的发生率为 0.07%～0.08%。研究认为，取卵手术后 24 小时内 230ml 以下的失血属于正常范围，不会引起严重后果，但是大血管，例如髂血管或骶中静脉的损伤，或盆腔脏器损伤可以造成大量出血，严重者甚至休克和死亡。

【诊断】

1. 手术后盆腹腔内出血的症状和体征，包括腹痛、腹胀，有时疼痛放射到肩部，腹膜刺激征。但是腹膜后出血和血肿的症状和体征往往不典型，容易漏诊。

2. 失血性贫血的症状和体征，包括头晕目眩、面色苍白、脉搏细数、在失代偿期血压会进行性下降、四肢厥冷，实验室检查提示贫血。

3. 超声提示盆腔内积液，出血量大时可在两侧髂窝、脾肾隐窝和肝肾隐窝观察到积液。注意鉴别正常盆腔积液和盆腔异常出血的症状和体征。

4. 凝血机制缺陷的患者可能出现全身的出血倾向。

【治疗】

1. 首先是预防和避免出血，措施包括：①取卵手术前常规检查血小板计数和出凝血功能检查；②手术中特别注意避开血管的位置，对超声屏幕上的圆形无回声区，需要探头纵横探查，明确其是否为血管断面图像；③注意设计进针的途径，争取单次序贯进入多个卵泡抽吸，避免穿刺针反复进出卵巢、盆腔和阴道壁；尽量避免从侧穹隆进针，避免针在盆腔里和阴道壁上来回摆动；④穿刺针的直径尽量小，减少对组织的损伤；⑤对远距离的卵巢位置要特别当心，必要时可改为腹部进针取卵。

2. 对出血量大导致休克的患者，要立即建立静脉输血通道，积极扩容。定期严密观察血压、脉搏、呼吸、体温和神志，以及 24 小时出入量；吸氧；

保暖；抗生素预防感染。

3. 对阴道壁出血的患者，应首选局部压迫止血。注意在压迫止血的过程中，不要放置阴道窥器，防止阴道壁伸展牵拉，造成止血困难。

4. 可以局部或全身使用止血剂，成分多为氨甲苯酸。可将止血剂加在纱布上，局部压迫活动性出血点，或将止血剂加入静脉滴注。每 2～4 小时可以追加。

5. 当可疑腹膜后出血或血肿，生命体征不平稳时，应立即开腹或腹腔镜手术探查，清除血肿，压迫或缝扎破裂的血管。

6. 对难以止血的病例，在有条件的情况下，可以在放射介入下行选择性动脉栓塞手术，能够快速、安全、高效地达到止血目的。

第六节 卵巢扭转

卵巢扭转是一种卵巢增大后产生的并发症。多发生于直径为 5～6cm 的卵巢囊肿、卵巢刺激排卵后、卵巢过度刺激综合征时。表现为急腹痛的临床症状和体征。因为卵巢发生扭转是辅助生殖技术诱导排卵的结果，可能最后要损失一侧卵巢和妊娠，这对于患者来说是难以接受的，故需要非常慎重而果断地诊断和处理。

【诊断】

1. 病史和体征

(1) 有卵巢增大的病史，体位突然改变后易发。

(2) 以急腹痛为特征，突然发作的一侧下腹剧痛，伴恶心、呕吐、腹部阵发性绞痛，进行性加重。

(3) 腹肌紧张，出现板状腹，患侧压痛、反跳痛阳性。

(4) 盆腔检查扪及患侧包块，囊性，张力较大，活动度差，蒂部有压痛。

(5) 畏寒、发热。严重者可发生休克和晕厥。

2. 辅助检查

(1) 超声检查：发现患侧囊性包块，固定不动；彩色多普勒检查见卵巢血流减少，考虑卵巢不完全扭转，卵巢完全扭转时，多普勒检查见患侧卵巢血流明显减少或无血流。

(2) 血常规检查：WBC 计数升高，且中性粒细胞比例升高。

(3) CT 或 MRI 检查：可见盆腔囊性包块，蒂部较粗大。

【治疗】

1. 在辅助生殖技术实施过程中，注意卵巢增大的现象，嘱患者减少活动，防止卵巢扭转。

2. 一旦出现卵巢扭转的迹象，暂时观察一段时间，看是否卵巢有回转的机会，但要特别注意防止血管栓子脱落，造成肺栓塞或其他重要脏器栓塞。静脉滴注广谱抗生素预防感染。注意观察体温、血压和脉搏。

3. 经过观察大约1～2小时疼痛无缓解，腹部压痛和反跳痛有加重趋势，血象升高，应急诊进行剖腹探查。术中根据扭转卵巢有无坏死决定手术方式，对于扭转时间不长，卵巢仍存活无坏死的患者，应尽量保留卵巢，可以实施穿刺卵巢放液，缩小卵巢体积，扭转卵巢回复并行卵巢固定术，以防再次发生卵巢扭转。若卵巢已发生坏死，呈紫黑色，功能丧失不能保留，为防止扭转松解后栓子的脱落，常规在卵巢保持扭转状态的蒂部钳夹阻断，切除后缝扎残端。

因为是促排卵以后增大的卵巢发生扭转，卵巢上的多个黄体结构易破碎出血。术中注意尽量避免干扰。同时要避免对对侧卵巢进行过多探查。

4. 如果同时有宫内妊娠，应尽早处理卵巢扭转，防止干扰宫内胎儿。在积极保胎的同时，进行剖腹探查。术中避免对子宫的刺激。术后仍密切观察胎儿情况，肌内注射黄体酮或HCG保胎，同时及时预防感染。

虽然辅助生殖技术导致一侧卵巢切除的后果令人难以接受，尤其是在怀孕失败的IVF或ICSI周期，但是权衡女方生命和损失卵巢两者的利弊，避免造成弥漫性腹膜炎、脓毒败血症和感染性休克的严重后果，需要果断地决定手术的时机。

第七节 胚胎移植后的阴道出血

控制性超排卵产生过高水平的雌二醇，可导致黄体期孕酮与雌二醇之间的失衡；GnRH-a降调节使垂体在黄体期难以恢复，可导致缺乏内源性LH来维持黄体；采卵带走了大量的颗粒细胞，可导致卵巢孕酮生成不足。另一方面，囊胚的滋养层细胞在即将种植之前就可产生HCG，种植之后大量合成，刺激黄体分泌孕酮，促使月经周期黄体完成向妊娠黄体的转换，当胚胎丧失而没能着床或者不能继续妊娠时，则HCG缺乏，黄体退化。因此，虽然使用了外源性药物进行黄体支持，仍然会在胚胎移植后出现黄体功能不足（LPD）而出血。事实上，移植后LPD不认为是单一的诊断，而是多种病因的最终共同表现，临床上可能根本没有出血等任何表现，而移植后妊娠失败是LPD的严重不良结局。

此外，由于高水平的雌激素刺激，会形成宫颈息肉等，也会表现为阴道点滴出血。

【诊断】

1. 黄体功能不足　IVF之前可根据黄体期缩短、排卵后7天的血清孕酮小于35nmol/L、内膜活检见分泌反应至少落后2天而做出诊断，以便在移植后处理。由于已经移植了胚胎，并且使用了黄体期支持的药物，因此在移植周期的LPD诊断不同于传统意义上的诊断，目前也没有特定的诊断手段。对发生于移植后3～14天或伴随有雌二醇或孕酮急剧下降、排除其他生殖器疾病的出血，多可考虑是胚胎移植后黄体功能不足所致。

2. 胚胎丧失　胚胎移植后大部分的胚胎丧失（embryo loss）发生在移植后两周内。虽然最早可在排卵后的第8天检测到血清HCG升高，由于在移植后的早期多用外源性HCG进行黄体支持，因此必须连续检测才有参考价值。如果此时连续检测没见HCG升高，则可能是囊胚在没有着床前丧失（preimplantation loss），如果HCG水平升高，之后又大幅度下降，则表明胚胎在生化妊娠后亚临床丧失（subclinical loss）。

3. 生化妊娠　HCG虽然升高，超声未见胎囊，可诊断为生化妊娠（chemical pregnancy）。

4. 先兆流产　胚胎移植后出现少量阴道流血，或伴轻度下腹痛、腰骶酸痛，无妊娠物排出，HCG升高，B超检查提示宫内妊娠可助诊断。

5. 异位妊娠　胚胎移植后出现不规则阴道流血、腹痛，内出血严重时可出现血流动力学不稳，乃至休克，B超和动态血HCG检查可助诊断。详见本章第三节。

【治疗】

在移植后早期出现阴道出血，若雌二醇和孕酮下降，则加用HCG，或增加HCG用量。在移植后晚期出现阴道出血，如连续检测HCG没有升高，则观察数日，再复查；如HCG持续上升，雌二醇和孕酮下降，则加用HCG500～2000U，每天或隔天肌注，并增加黄体酮用量，根据血清雌二醇、孕酮、HCG的数值变化调整剂量，直至临床妊娠后再酌情处理。先兆流产者注意休息、保胎治疗。异位妊娠相关处理参见本章第三节。

第八章　特殊疾病的不孕症诊治

第一节　输卵管阻塞及盆腔炎性疾病后遗症

【概述】

输卵管疾病导致的不孕约占女性不孕的25%～40%。盆腔炎性疾病后遗症是输卵管性不孕的主要原因，在输卵管性不孕中约占50%以上。不孕发生率随着罹患盆腔炎次数的增加而增加。输卵管疾病与阻塞按照部位分为两大类：①近端（间质部和峡部）输卵管疾病及阻塞：原因包括盆腔炎、输卵管内的碎片和黏液栓、先天性畸形、子宫内膜异位症、结节性输卵管峡部炎；②远端（壶腹部和伞部）输卵管疾病及阻塞：原因包括输卵管炎、输卵管结扎史、既往外科手术史、子宫内膜异位症。

【诊断】

1. 病史

(1) 性传播疾病史：如淋病双球菌、沙眼衣原体和解脲支原体感染。

(2) 盆腔炎症疾病史：有一次或多次急性盆腔炎史。

(3) 使用宫内节育器：宫内节育器增加子宫内膜炎和输卵管炎的发生率。

(4) 子宫内膜异位症：内膜异位病灶或囊肿破裂导致盆腔粘连。

(5) 盆腔或下腹部疾病及手术史：输卵管周围器官或组织的炎症、脓肿和脏器穿孔等，如卵巢、输卵管手术、阑尾切除术和肠道手术等。

上述病史为输卵管性不孕的高危因素，但是约50%的盆腔输卵管性不孕妇女可无明确的急性盆腔炎病史，可能为亚临床感染所致。

2. 临床表现　盆腔炎性疾病后遗症常无特异性表现。患者的症状与体征的严重程度不成比例，症状和体征的严重程度与腹腔镜和（或）HSG的检查结果不相关或不一致。

(1) 症状：①患者可有慢性、钝性、间歇性发作的下腹部隐痛，或伴腰骶酸痛，常于月经期、性交或劳累后加重。亦可无任何不适。②月经异常：若炎症严重致卵巢储备功能低下，可出现月经周期缩短，或因盆腔脏器充血出现经量增多或不规则阴道出血。

(2) 体征：多无明显体征。部分患者可有下腹部压痛、宫骶韧带处触痛。子宫体常呈后位或偏向患侧，活动度欠佳，可有触压痛。可出现附件区增厚、压痛。

3. 辅助检查

(1) 超声检查：偶可见积水的输卵管和盆腔粘连所致的包裹性积液。输卵管积水一般在排卵期前后较明显。

(2) 输卵管通液检查：用于年轻、原发性不孕患者和基层医疗机构的初筛检查，输卵管复通术后的检查。常用生理盐水20～30ml＋抗生素（庆大霉素8万U或丁胺卡那0.2mg）＋地塞米松4～5mg注入宫腔，根据推注液量、阻力大小、有无反流及患者感觉做出判断。可对轻度粘连起疏通作用，但不能判断输卵管阻塞的侧别。不应重复进行。

(3) 子宫输卵管造影（HSG）：根据造影剂在宫腔、输卵管及盆腔显影情况判断输卵管阻塞的部位、有无输卵管积水和宫腔病变，根据造影剂在盆腔的弥散程度可间接推测有无盆腔粘连。是目前输卵管检查的最常用和最重要的方法。

(4) 腹腔镜检查及染色通液：能观察输卵管有无扭曲、是否柔软或僵硬、子宫卵巢的形态外观、有无粘连、腹膜表面情况、有无子宫内膜异位病灶。一般认为腹腔镜检查结合亚甲蓝液进行输卵管通畅性测试（输卵管染色试验，chromatubation）为输卵管通畅性的金标准。

(5) 超声下输卵管通畅性检查：①超声下输卵管通畅试验（sonosalpingography，SSG）：超声下进行输卵管通液试验，观察注入的液体在子宫、输卵管及子宫直肠陷凹的影像。②超声下子宫输卵管造影（hysterosalpingo-contrast sonography，HyCoSy）：又称超声下子宫输卵管声学造影。通过观察造影剂在子宫输卵管内的流动情况来评价阻塞的侧别和部位。对超声技术要求较高，结果与造影剂种类关系较大，不能观察输卵管黏膜情况。

(6) 宫腔镜下输卵管插管检查：适用于疑有宫腔病变、HSG提示输卵管近端阻塞的患者。宫腔镜下输卵管插管行输卵管通液，以及选择性输卵管插管造影（在X线下或在超声下），能降低输卵管近端阻塞的假阳性率，且具有疏通作用，但是不能判断腹腔有无粘连及输卵管病变的程度。

(7) 输卵管镜检查：适用于因输卵管因素不孕的输卵管探查和治疗，包括输卵管显微外科吻合术前评价输卵管情况。有两种方法：①经腹输卵管镜（salpingoscopy），因仅能观察输卵管伞部和壶腹部，需在腹腔镜下进行；②经阴道输卵管镜（falloposcopy），能检查输卵管整个管腔内部的状况，可在宫腔镜下或直接经宫颈插管进行。

4. 输卵管通畅性的判断标准

(1) 通畅：推注液体时无阻力或有轻微阻力，在影像上或直视下能见到液体从伞端流出，或流至盆腔内，或无液体反流。

（2）通而不畅：推注液体时阻力较大，在影像上或直视下能见到液体从伞端流出或流至盆腔内。

（3）阻塞：推注液体时阻力较大，若为输卵管近端阻塞，推注 5～10ml 液体即不能再推入；若为输卵管伞端阻塞，可能推注 20～80ml 液体（与双侧输卵管扩张程度有关）后不能再注入液体，或在影像上或直视下未见液体流入盆腔或液体反流明显。

判断为输卵管通而不畅或阻塞，提示可能有输卵管狭窄、痉挛、远端不全阻塞，也可能为输卵管内细胞碎片、黏液栓所致。

5. 输卵管疾病程度分类　目前尚无统一的标准。Hull & Rutherford 输卵管疾病程度分类法，是依据腹腔镜检查并结合 HSG 检查结果进行的。

（1）轻度/Ⅰ度

1）输卵管无纤维化，即使有输卵管阻塞（近端）。

2）输卵管无扩张，即使有输卵管阻塞（远端）。

3）输卵管黏膜尚正常。

4）输卵管卵巢周围的膜状粘连。

（2）中度/Ⅱ度

1）一侧输卵管严重损坏（指以后手术时发现的输卵管病变）。

2）无或伴有对侧输卵管轻度病变。

3）输卵管或卵巢有局限性致密粘连。

（3）重度/Ⅲ度

1）双侧输卵管病变。

2）广泛的输卵管纤维化。

3）输卵管扩张>1.5cm。

4）输卵管黏膜病变。

5）双侧输卵管阻塞。

6）广泛的致密粘连。

6. 输卵管通畅性检查的注意事项

（1）对所有不孕患者，应根据年龄、病史、不孕年限和社会经济状况等选择检查输卵管通畅性的方法。

（2）输卵管通畅性检查于月经干净后 3～7 天进行。

（3）多数输卵管通畅性检查可在门诊进行。检查前应签署知情同意书，排除上、下生殖道急性感染。做必要的碘过敏试验，必要时予解痉剂。术后酌情应用抗生素预防感染，患者禁止性生活及盆浴半个月。

（4）盆腔输卵管手术治疗宜在卵泡早中期进行。若进行了输卵管修复手术，应在术后出血干净或下次月经干净后3～7天内行输卵管通液。

【处理原则】

根据患者年龄、卵巢储备功能、输卵管的病变程度和部位、盆腔炎症粘连病变累及的范围和程度以及社会经济情况决定治疗的方式。包括期待治疗、输卵管疏通治疗、手术治疗和辅助生殖技术治疗。

1. 期待治疗

（1）适应证

1）输卵管通而不畅，一侧输卵管近端阻塞而对侧输卵管通畅，患者年轻、不孕时间较短。

2）双侧输卵管近端阻塞选择性插管治疗术6个月内、复查输卵管通畅。

3）一侧或两侧输卵管造口术或伞成形术后6个月内。

4）输卵管妊娠修补术后及输卵管保守治疗术后6个月内。

5）腹腔镜下盆腔粘连行松解术后，输卵管通畅或通而不畅。

（2）在上述情况下，可指导患者排卵期性生活，亦可对患者行适当的促排卵治疗，以增加受孕机会。

2. 输卵管疏通治疗

（1）适应证：输卵管近端阻塞。

（2）方法：包括经宫腔镜引导下、超声引导下、X线引导下（介入治疗）或在输卵管镜引导下进行经宫颈输卵管插管疏通术，但有造成输卵管损伤，甚至急性炎症、盆腔粘连的可能。

3. 手术治疗

（1）输卵管伞成形术：一侧或双侧输卵管部分性（不完全性）阻塞。

（2）输卵管造口术：一侧或双侧输卵管伞完全性阻塞。

（3）输卵管吻合术：近端输卵管阻塞，尤其是选择性插管疏通失败后，效果较差；输卵管结扎术后复通，术后妊娠率与结扎方法、患者年龄、卵巢储备功能、输卵管是否正常、吻合术的部位有关。

（4）输卵管结扎术：IVF治疗前，一侧或双侧输卵管积水。

（5）输卵管切除术：严重的输卵管炎症、复发性或巨大的输卵管积水（直径＞2cm）及多次IVF后移植失败的输卵管积水。

（6）盆腔粘连松解术：若为膜状疏松粘连带，行粘连松解术，术毕腹腔放置粘连预防制剂，术后自然妊娠机会较大；若为局限性致密粘连，则酌情处理分离粘连；若为广泛致密粘连，行粘连分离手术的意义不大，且易致组织脏器损伤，应术后直接行IVF-ET治疗。

4. IVF-ET 治疗

(1) 诊断性腹腔镜发现轻度或中度输卵管疾病的年轻患者，进行修复手术治疗后 12 个月仍不孕者，即使双侧输卵管通畅，考虑输卵管功能异常或再次出现盆腔粘连。

(2) 虽仅有轻度或中度输卵管疾病，但是患者年龄较大（≥35 岁），或卵巢储备功能减退。

(3) 盆腔输卵管疾病严重者应直接选择 IVF-ET 治疗。

(4) 近端输卵管阻塞行选择性输卵管插管疏通术后仍不孕。

(5) 双侧输卵管切除术后或输卵管绝育术后不愿行复通手术。

(6) 输卵管吻合术后 1 年仍不孕。

5. 输卵管积水的处理　输卵管积水影响 IVF 的成功，应在 IVF 治疗前行输卵管积水抽吸、输卵管造口术、近端输卵管结扎术或输卵管切除术。若在 IVF 治疗中发现输卵管积水，可行输卵管积水抽吸，但往往效果欠佳。如输卵管积水合并宫腔积液，应冷冻所有胚胎，行输卵管结扎术或输卵管切除术。

第二节　盆腔或子宫内膜结核

【概述】

由结核杆菌引起的女性生殖器炎症称生殖器结核，又称结核性盆腔炎。包括输卵管结核、子宫内膜结核、盆腔腹膜结核、卵巢和宫颈结核。

【病理】

1. 输卵管结核　占女性生殖器结核的 90%～100%。外观可有不同的表现，输卵管增粗肥大，伞端外翻如烟斗状或封闭，管腔内充满干酪样物质，或管壁内有结核结节，或输卵管僵直，峡部有结节隆起，常与邻近组织广泛粘连。

2. 子宫内膜结核　占生殖器结核的 50%～80%，输卵管结核患者约半数合并子宫内膜结核。病变首先出现在宫腔两侧角，逐渐向宫腔内蔓延，最后使宫腔粘连变形缩小。

3. 卵巢结核　约占生殖器结核的 20%～30%，通常仅有卵巢周围炎，侵犯卵巢深层较少，由血行传播的结核可在卵巢深部形成结节及干酪样坏死性脓肿。

4. 宫颈结核　较少见，约占生殖器结核的 10%～20%，表现为乳头状增生或溃疡。

5. 盆腔腹膜结核　多合并输卵管结核，可分为渗出型和粘连型。渗出型特点为浆液性草黄色澄清液体积聚盆腔，可形成多个包裹性囊肿。粘连型的特点为腹膜增厚，与邻近器官发生致密粘连，粘连组织间常发生干酪样坏死。

【诊断】

子宫内膜和输卵管结核大多没有明显的症状，而症状和体征又非特异性，仅能提示有结核的可能，不孕，月经量减少，特别是子宫性闭经提示有子宫内膜结核的可能。

1. 症状和体征

(1) 不孕：是患者就诊的常见原因。输卵管黏膜纤毛破坏和粘连、管腔阻塞、输卵管僵硬、蠕动受限失去运送功能、子宫内膜破坏影响胚胎着床都可导致不孕。

(2) 月经失调：早期子宫内膜充血和溃疡导致经量过多，晚期导致经量减少或闭经。

(3) 下腹坠痛：经期加重。

(4) 全身症状：活动期表现发烧、盗汗、乏力、食欲减退、体重减轻，轻者全身症状不明显，重者可有高热等全身中毒症状。

(5) 大多无明显体征，严重者子宫活动受限，盆腔可触及大小不等、形状不规则的包块。

2. 辅助诊断方法

(1) 子宫内膜活组织检查：是诊断子宫内膜结核最可靠的依据。经前一周或月经来潮6小时内诊刮，注意刮取两侧宫角的内膜。刮出内膜送病理检查或进行结核菌培养。

(2) 子宫输卵管造影：宫腔狭窄变形，边缘呈锯齿状，输卵管腔呈典型串珠状或管腔细小僵直，盆腔有钙化灶，造影剂进入子宫一侧或两侧静脉丛。怀疑结核者术前及术后进行抗结核治疗。

(3) 盆腔或胸部X线摄片：检查有无钙化灶。

(4) 腹腔镜检查：可直接观察和取活检确诊。

(5) 结核菌素（PPD）试验：非特异性，强阳性提示目前可能有活动性病灶。

(6) 血沉。

(7) 结核菌培养或DNA检查。

【治疗方案及原则】

1. 抗结核治疗　利福平、异烟肼、乙胺丁醇、链霉素和吡嗪酰胺等药物联合治疗，疗程6～9个月，90%有效。剂量为利福平450～600mg/d早饭前顿服，异烟肼300mg/d顿服，乙胺丁醇0.5～0.75g/d口服，链霉素0.75g/d肌注，吡嗪酰胺0.5g口服，3次/日。

目前推行短程药物治疗，前2～3个月强化治疗，后4～6个月间歇疗法。

具体方案有：①链霉素、异烟肼、利福平、吡嗪酰胺4种药物联合使用2个月，后4个月连续用异烟肼、利福平，或异烟肼、利福平和乙胺丁醇；②链霉素、异烟肼、利福平、吡嗪酰胺4种药物联合使用2个月，然后每周使用3次异烟肼、利福平、乙胺丁醇，连续6个月；③链霉素、异烟肼、利福平、乙胺丁醇4种药物联合使用2个月，然后每周使用3次异烟肼、利福平，连续4个月。

2. 手术治疗　术前抗结核治疗1～2个月，手术后继续用药。

3. 结核性盆腔炎或子宫内膜炎引起的不孕可在控制活动结核后施行辅助生殖技术治疗。

【预后】

结核破坏子宫内膜较严重时辅助生殖技术预后较差。

第三节　子宫内膜异位症

【概述】

子宫内膜异位症（简称内异症）是指子宫内膜组织（腺体和间质）在子宫腔被覆内膜及子宫肌层以外的部位生长，引起病变，可发生局部浸润、反复出血，形成结节及包块，导致疼痛、不育等临床表现，也可发生远处转移及复发的恶性行为，但在组织学上是良性的。

【诊断】

1. 病史

（1）月经史：月经周期规则，但可以发生经期延长，经前和经后2～3天点滴出血，且多数伴有进行性加剧的痛经史。

（2）不孕：50％的患者合并不孕。

2. 临床表现

（1）疼痛：70％～80％的内异症患者有不同程度的盆腔疼痛。继发性进行性加剧痛经，非经期的慢性盆腔痛，性交痛。

（2）月经失调：经期延长，经前和经后2～3天点滴出血。特殊部位内异症的各种症状常常呈周期性变化，往往合并盆腔内异症的临床表现。

3. 妇科检查　典型病例的子宫多后倾、固定；三合诊可扪及子宫直肠陷凹、宫骶韧带及子宫后壁下段触痛性结节；有卵巢子宫内膜异位囊肿时，在附件区可同时扪及不规则、囊性偏实、不活动包块。

4. 辅助检查

（1）影像学检查：经阴道超声检查对卵巢子宫内膜异位囊肿有诊断意义。

典型的超声表现为附件区无回声囊性包块，边界模糊、囊壁较厚，内部散在点状细小回声，囊肿的大小随月经周期变化。磁共振对卵巢子宫内膜异位囊肿的诊断价值与超声相似。子宫输卵管碘油造影表现为子宫后倾，输卵管多数通畅或输卵管显影延迟、伞部周围碘油弥散不佳等通而不畅的表现。

（2）腹腔镜检查：可评估病变的范围、进行临床分期。腹腔镜诊断主要依据镜下病灶的形态。可分为腹膜型、卵巢型、深部浸润型和其他部位的子宫内膜异位症。腹膜型内异症表现为早期的红色病变，中后期的紫蓝色病变、白色瘢痕病变和腹膜凹陷等，对微小的、非典型的腹膜病灶行泡沫试验和内凝热-色试验有助于提高诊断率。卵巢子宫内膜异位症可在卵巢表面或形成大小不等的囊肿，囊壁可与盆壁粘连。深部浸润型子宫内膜异位症的病灶浸润深度≥5mm，常见于子宫骶骨韧带、子宫直肠陷凹、阴道穹隆、阴道直肠隔等。其他部位的子宫内膜异位症包括消化道、泌尿系统、呼吸系统、手术瘢痕以及其他远处部位。

5. 临床分期　目前常用的子宫内膜异位症分期法采用美国生育协会1985年修订的分期标准（rAFS分期法），根据腹膜、卵巢病变的大小、深浅，卵巢输卵管粘连的范围和粘连的性质，以及子宫直肠陷窝封闭程度进行评分，分为4期：Ⅰ期（微小病变）：1～5分；Ⅱ期（轻度）：6～15分；Ⅲ期（中度）：16～40分；Ⅳ期（重度）：>40分（表8-1）。

表8-1　子宫内膜异位症临床分期

异位病灶		病灶大小			粘连范围			
		<1cm	1～3cm	>3cm		<1/3包裹	1/3～2/3包裹	>2～3包裹
腹膜	浅	1	2	4				
	深	2	4	6				
卵巢	右浅	1	2	4	薄膜	1	2	4
	右深	4	16	20	致密	4	8	16
	左浅	1	2	4	薄膜	1	2	4
	左深	4	16	20	致密	4	8	16
输卵管	右				薄膜	1	2	4
					致密	4	8	16
	左				薄膜	1	2	4
					致密	4	8	16
直肠子宫陷凹		部分封闭 4			全部封闭 40			

注：如输卵管伞端完全粘连包围，应为16分；如已切除一侧则评分x2

【处理原则】

内异症伴不孕的处理基于三步原则，首先是腹腔镜或开腹手术，手术的目的一是确诊内异症，二是最大限度地清除病灶，重建盆腔利于生育的解剖关系和环境；第二步是药物，通过降低雌激素和提高孕激素的药物，抑制子宫内膜异位病灶，控制盆腔造成内异症的异常免疫环境；仍未孕者进入第三步助孕治疗。

1. 手术　有条件的医疗机构可行腹腔镜检查或手术，能达到开腹手术的效果。目的是确诊内异症及分期，尽量切除病灶，分离粘连，恢复盆腔解剖。术中同时了解输卵管的通畅情况；必要时同时行宫腔镜检查，了解宫腔情况。剔除卵巢子宫内膜异位囊肿时要特别注意保护正常卵巢组织；一般不建议对复发的卵巢子宫内膜异位囊肿再手术。

去除病灶和分离粘连可改善内异症患者的生育率，年轻、不孕年限较短的内异症者，术后予生育指导，半年内期待自然受孕。

2. 药物治疗　单纯抑制卵巢功能的药物治疗不改善Ⅰ-Ⅱ期内异症患者的生育率，因此不推荐使用。对手术不彻底或复发的Ⅲ～Ⅳ期内异症患者，推荐使用抗内异症药物3～6个月，首选促性腺激素释放激素激动剂，也可选择达那唑、孕三烯酮，但要警惕肝功能损害。

3. 助孕治疗　Ⅰ～Ⅱ期内异症患者期待治疗未孕者，首选的助孕方案是促排卵结合宫腔内人工授精，一般治疗3～4个周期，如未孕，调整助孕方案。

体外受精-胚胎移植是治疗内异症相关不孕的一个适当手段。对于其他方式治疗失败的内异症以及促排卵结合宫腔内人工授精治疗3～4个周期未孕患者，年龄35岁以上、有多年不孕病史、Ⅲ～Ⅳ期内异症患者手术后卵巢功能受损及既往采用过卵巢抑制性药物者，尤其是伴有输卵管功能受损、男性因素患者，可作为首选，在腹腔镜术后尽早进行。

给Ⅲ～Ⅳ期内异症患者长效促性腺激素激动剂预处理有助于提高体外受精-胚胎移植的成功率。常用方法：①长效促性腺激素激动剂注射2～3支，在末次注射后的4～5周开始外源性的促性腺激素刺激卵泡生长；②为了防止卵巢过度抑制，在长效促性腺激素激动剂注射2～3支后，等待月经恢复后再进行卵巢刺激；③在末次长效促性腺激素激动剂注射后的5周左右，估计卵巢功能恢复前开始测量基础体温，出现高温相后按黄体中期长方案进行促排卵。

第四节　多囊卵巢综合征

【概述】

多囊卵巢综合征（polycystic ovary syndrome，PCOS）是以持续性无排卵、高雄激素和高胰岛素血症及胰岛素抵抗为特征的内分泌异常综合征。本病从内分泌变化到临床表现呈现高度异质性。PCOS是导致生育期女性月经失调的最常见疾病。1935年由Stein及Leventhal首次报道，故又称Stein-Leventhal综合征。

【诊断】

1. 临床表现

(1) 稀发排卵或无排卵：判断标准为初潮两年不能建立规律月经；闭经(停经时间超过3个以往月经周期或≥6个月)；月经稀发≥35天及每年≥3个月不排卵（WHO Ⅱ类无排卵）；月经规律并不能作为判断有排卵的证据。

(2) 高雄激素的临床表现：高雄激素性痤疮特点：复发性痤疮，常位于额、双颊、鼻及下颌等部位；高雄激素性多毛特点：上唇、下颌、乳晕周围、下腹正中线等部位出现粗硬毛发。多毛程度与血中雄激素水平不完全成正比。

(3) 肥胖：PCOS患者中肥胖的发生率约50%。可开始于青春期前后。常呈向心性肥胖，即腰臀部比例增加（腰围/臀围>0.8）。肥胖的原因为雄激素过高，过多的雄激素除引起腹壁脂肪增厚外，还可引起腹腔内脏脂肪堆积，更易导致代谢异常及心血管疾病，加之PCOS患者的高胰岛素血症及胰岛素抵抗，均可影响脂肪代谢，使血脂升高。

2. 辅助检查

(1) 内分泌激素检查：①高雄激素的生物化学指标：总睾酮、游离睾酮指数［游离雄激素指数(FAI)=总睾酮/SHBG浓度×10］或游离睾酮高于实验室参考正常值；②胰岛素抵抗检查和胰岛素测定：可通过检测空腹血糖、空腹血胰岛素和口服葡萄糖耐量试验（OGTT）进行胰岛素抵抗的评价；③泌乳素：20%～35% PCOS患者有轻度PRL升高，可能与中枢多巴胺的抑制作用减弱有关；④如有高雄激素血症或明显的高雄激素临床表现，应排除非典型肾上腺皮质增生（NCAH，由于21-羟化酶缺乏，17-羟孕酮水平升高）、库欣综合征、分泌雄激素的卵巢肿瘤等。

(2) B超：阴道B超下可见卵巢体积增大，包膜回声增强，每侧卵巢中有直径2～8mm、大小不等的卵泡数超过12个，呈项链状位于卵巢周边或散在分布。早卵泡期（月经规律者）或无优势卵泡状态下超声检查；卵巢体积计算：0.5×长×宽×厚（ml）；卵泡数测量应包括横切面与纵切面扫描；卵泡直径<10mm：横径与纵径的平均数。

(3) 基础体温测定：多表现为单相型体温。

(4) 经前诊断性刮宫：表现为不同程度的子宫内膜增生，无分泌期变化。

(5) 腹腔镜检查：卵巢增大，呈灰白色，包膜增厚，表面光滑，包膜下见多个卵泡，但无排卵征象。可在镜下取活检以辅助诊断。

【诊断标准】

推荐采用 2003 年欧洲人类生殖和胚胎与美国生殖医学学会（ESHRE/ASRM）的鹿特丹会议推荐的标准。该诊断标准为：①稀发排卵或无排卵；②高雄激素的临床表现和（或）高雄激素血症；③卵巢多囊性改变：一侧或双侧卵巢直径 2～9mm 的卵泡≥12 个，和（或）卵巢体积≥10ml；④上述 3 条中符合 2 条，并排除其他高雄激素病因，如先天性肾上腺皮质增生、库欣综合征、分泌雄激素的肿瘤等。

【治疗原则】

PCOS 近期治疗目的是纠正月经紊乱，建立排卵性月经周期，改善生殖功能，达到妊娠目的；远期目标是减少和预防远期并发症，如卵巢早衰，子宫内膜癌、乳癌、糖尿病以及心血管疾病等。治疗原则为对抗雄激素、纠正代谢紊乱、促排卵、肥胖者减轻体重。

1. 肥胖的治疗　40％～60％的 PCOS 患者为肥胖者，应首先纠正肥胖，常用方法有低热量饮食及加强运动。节食、运动及降低体重是治疗 PCOS 患者胰岛素抵抗的基本措施，体重下降 7％～15％可改善胰岛素抵抗，部分可恢复月经，甚至排卵受孕。

2. 降低血雄激素水平　PCOS 患者的雄激素过多往往不是单一来源的，可来自卵巢、肾上腺或周围组织，所以应采用综合性抗雄激素药物，联合用药，才能取得较满意效果。常用短效口服避孕药，周期性应用。目前临床多用高效低剂量复方甾体口服避孕药，如达英-35（含炔雌醇 0.035mg 及醋酸环丙孕酮 2mg）和妈富隆（含炔雌醇 0.030mg，去氧孕烯 0.015mg）。

3. 胰岛素抵抗的治疗　目前临床常用二甲双胍（甲福明，metformin）及罗格列酮（文迪雅，rosiglitazone），分别是双胍类及噻唑烷二酮类降糖药，前者以降低肝糖原合成为主，后者以提高外周组织对胰岛素敏感性为主。适应证：肥胖或有胰岛素抵抗的患者。机制：增强周围组织对葡萄糖的摄入、抑制肝糖产生，并在受体后水平增强胰岛素敏感性、减少餐后胰岛素分泌，改善胰岛素抵抗可以增加对 CC 的敏感性。

4. 促排卵治疗

（1）氯米芬（CC）：适用于无排卵或月经稀发导致不孕，且患者有生育要求，血 PRL 正常者。

（2）促性腺激素：适用于 CC 治疗无效的患者。但需要严密监测卵泡发育，以防止卵巢过度刺激综合征（OHSS）的发生。

5. 手术治疗

（1）腹腔镜手术：适合于药物促排卵无效者，因其他疾病须应用腹腔镜检查盆腔，随诊条件差不能行促性腺激素治疗监测，建议 BMI<34kg/m^2，LH 升高明显，游离睾酮高者行手术治疗。行腹腔镜下卵巢表面电灼术或激光打孔术，可诱发排卵并建立正常排卵周期，有较高的术后妊娠率，且能降低早期流产率。

（2）超声下小卵泡穿刺术：为重度 PCOS 患者在进行其他促排卵治疗或辅助生殖技术治疗前的辅助治疗，可以改善异常的内分泌状态，减少窦状卵泡数，提高对 Gn 的反应性，减少 OHSS 的发生率。

6. 辅助生殖技术　对于应用 6 个月以上标准的促排卵周期治疗后有排卵但仍未妊娠的 PCOS 患者，或多种药物促排卵治疗及辅助治疗仍无排卵，并亟待妊娠的患者，或同时存在其他 IVF-ET 指征者，可选择辅助生殖技术。对于难治性 PCOS 患者，IVF-ET 是一种有效的治疗方法。但由于 PCOS 的高雄激素血症、胰岛素抵抗以及生殖内分泌系统的多种功能紊乱，使其在接受治疗时易发生促性腺激素的过度反应，导致启动卵泡数过多、血 E_2 过高，增加 OHSS 的发生率。

第五节　卵巢低反应

【概述】

卵巢低反应是指用适当的促排卵方法刺激卵巢，卵巢产生的卵子过少，雌激素过低而导致 ART 的结局不良。发生率为 9%～24%。

【诊断标准】

至今尚无统一、明确的诊断标准。首先应除外由于促排卵方法不当所致的卵子过少或雌激素过低，此外，要确定卵泡和卵子过少和雌激素过低的界线值。以下可作为参考。

1. 注射 HCG 前直径≥14mm 的卵泡数≤3～4 个，E_2 的峰值<1835pmol/L。

2. 使用常规长方案促排卵，Gn 的用量≥40～50 支（每支 75U），刺激时间≥15 天，平均每天 Gn 量≥300U。

【病因】

1. 高龄　高龄是卵巢低反应的主要原因，卵母细胞的数量和质量随年龄的增长而下降，推迟生育使高龄造成的不孕和卵巢反应不良增加。

2. 先天卵巢发育不良和卵巢早衰。

3. 卵巢疾病和手术破坏了卵巢组织或影响卵巢的血供，导致卵巢功能受损。

4. 原因不明，卵巢的储备低于相同年龄的平均水平。

5. 其他因素，如免疫或 Gn 受体功能异常，FSH 多态性等。

【卵巢储备试验】

卵巢储备是指在任何既定时期卵巢内卵泡的数量和质量。正常的卵巢储备是指在外源性促性腺激素刺激后至少有 8～10 个卵泡发育，并在卵泡穿刺后可以获得相应数目的健康卵母细胞，IVF 后活产的机会在正常范围内。

准确的定量卵巢储备只有通过计数两侧卵巢内所有存在的卵泡才能获得，显然，在临床上不可能真实准确地计数卵巢内卵泡的数量和质量，由于缺乏卵巢储备状态的定性和定量标准，只有通过其他指标来间接估计卵巢内卵泡的数量和卵母细胞的质量，这些试验统称为卵巢储备试验。用它们预测卵巢的反应性和 ART 的预后。

1. 年龄　卵巢功能随年龄增长而下降，因此，年龄是估计卵巢储备，预测卵巢反应性最重要的指标。但由于存在个体差异，同一年龄妇女的卵巢功能可明显不同，因此还必须有其他指标来区别年龄较轻但卵巢功能已明显下降和年龄虽然较大但卵巢功能仍然正常者，以指导患者的治疗。

2. 基础 FSH　月经第 1～3 天测定血 FSH 水平，FSH 水平越高，预示卵巢功能越差，但具体参考值并无一致的意见，超过 10～15U/L 可能预示卵巢功能下降。该项指标对预测卵巢低反应有一定的意义，但对预测妊娠率准确性有限。

3. 基础窦状卵泡数（AFC）和卵巢体积　卵巢体积小于 $3cm^3$，窦状卵泡数≤3 个预示周期取消率增加。

4. 基础雌二醇　卵巢储备降低，颗粒细胞产生抑制素降低，对下丘脑和垂体的负反馈减弱，导致早卵泡期 E_2 水平上升，高于 165～275pmol/L 预示卵巢反应性降低。

5. 基础抑制素 B　卵巢功能下降使颗粒细胞产生抑制素下降，≤45pg/ml 提示卵巢储备功能降低。

6. 克罗米酚兴奋试验（CCT）　于月经的第 2～3 天测基础 FSH，第 5～9 天口服氯米芬 100mg/d，月经第 10 天重复测 FSH，FSH＞26U/L 为反应异常。

7. GnRH-a 刺激试验　利用 GnRH-a 的 flare-up 作用，检测卵巢储备功能。

8. 卵巢间质血流量　降调后彩色多普勒超声检查卵巢间质血流减少，表示卵巢功能减退。

【治疗】

1. 加大 Gn 的起始剂量，效果与患者卵巢功能状态有关，如卵巢储备已经很差，效果不佳。

2. GnRH-a 短方案　利用 GnRH-a 的开始的激动作用刺激卵泡的发育。月经第 1～2 天开始皮下注射短效 GnRH-a，月经第 3 天开始用 Gn，直至注射 HCG 日。

3. 减量降调方案　常规长方案降调垂体，用 Gn 时开始减少 GnRH-a 的用量。

4. 终止降调方案　常规黄体中期降调，开始用 Gn 时停止使用 GnRH-a。

5. OC　前一周期月经第 1～5 天开始使用 OC 共 21 天，月经来潮后直接用促性腺激素促排卵，必要时加用 GnRH 拮抗剂。

6. GnRH 拮抗剂　在用 Gn 治疗的第 5～6 天或卵泡直径达到 14mm 时加用拮抗剂，0.25mg/d，直至注射 HCG 日。

7. 小剂量阿司匹林　从上一个周期的黄体高峰期开始口服 50～100mg/d，通过改善卵巢和子宫的血液循环和降低血液的黏稠度，增加卵巢的反应性。临床双盲对照前瞻研究对其能否提高妊娠率尚有争议。

8. 生长激素　对类固醇的合成和卵泡的发育有重要作用，Gn 与生长激素合用可提高外周血中的 IGF-1 水平，刺激卵巢芳香化酶的活性，增强 Gn 对颗粒细胞的作用，增强促性腺激素影响下的类固醇合成和 cAMP。荟萃分析表明联合使用 GH 能增加活产率。

9. 自然周期　超声监测自然周期的卵泡发育，卵泡成熟时注射 HCG5000U，注射后 36 小时取卵。

10. 黄体高峰期使用外源性雌激素阻断内源性 LH/FSH 的分泌，再用促排卵。

第六节　先天性卵巢发育不良和卵巢早衰

一、先天性卵巢发育不全

先天性卵巢发育不全也称为 Turner 综合征（Turner syndrome），临床表现为身材矮小、颈蹼、幼儿型女性外生殖器以及性腺为条索状，发病率为新生婴儿的 10.7/10 万或女婴的 22.2/10 万。约 50%的患者是单纯的 X 单体；30%～40%的患者为 X 单体与正常细胞系组成的嵌合体（45，X/46，XX 或 45，X/46，XY）；其余 10%～20%的患者存在 X 染色体的结构异常，如 X 等臂染色体或者X染色体长臂或短臂的缺失。45，X胚胎在妊娠12周以后卵泡即减少，出生时几乎消失。卵泡在胚胎期消耗速度较慢的女性可有月经来潮，但数年后即闭经，或偶尔妊娠生育，但生育寿命短，卵巢早衰。仅3%的45，X胎儿达足月，其余均在孕10～15周死亡。

【诊断】

1. 临床表现 临床表现随染色体异常的不同而不同，若缺少一个X，除性腺不发育外，尚有Turner综合征的各种躯体异常表现；X短臂缺失，亦有Turner综合征的特征，长臂缺失，仅有条索性腺而无躯体异常；若嵌合体中染色体正常的细胞系占多数，则异常体征少，反之，则典型的异常体征亦较多。

(1) 身材矮小，通常不超过150cm。

(2) 外生殖器幼稚型，卵巢发育不全，90%以上合并有卵巢功能早衰。

(3) 躯体异常：上颌骨窄，下颌骨小；后发际低，约50%有蹼颈；盾状胸，乳房不发育，乳距宽；肘外翻，婴儿期的手、足背淋巴样肿；骨质疏松，皮肤多痣；畸形：主动脉狭窄及其他先天性左侧心脏缺陷、骨骼畸形、肾脏畸形、耳鼻喉的畸形等。

(4) 智力发育可较差。

(5) 常见自身免疫性疾病，另可见轻型胰岛素抵抗、高血压等。

2. 辅助检查

(1) 淋巴细胞核型分析：①一条X染色体完全缺失：45，X；②一条X染色体结构异常：X染色体长臂等臂Xi (Xq)，或短臂等臂Xi (Xp)，或长臂缺失XXq-，或短臂缺失XXp-，或环状Xxr，或易位；③嵌合体：45，X/46，XX，或45，X/47，XXX，或45，X/46，XX/47，XXX；45，X/46，XY，或45，X/47，XYY，或45，X/46，XY/47，XYY；④正常染色体：46，XX，为常染色体显性遗传。

(2) 女性激素检查：①促性腺激素FSH从10～11岁起显著升高，LH也升高，但不如FSH显著；②雌二醇 (E_2) 低于卵泡早期的基础水平。

(3) 盆腔超声：子宫和卵巢幼稚型，多无卵泡存在。

【治疗】

1. 成年女性的治疗

(1) 不孕不育的治疗：如虽然为小卵巢，但FSH与LH并不升高，超声可显示卵巢内有卵泡，则个别有自然生育的可能。染色体为45，X/46，XX的嵌合体时，当46，XX细胞系占多数，则个别卵巢可能发育而维持正常功能。妊娠早、中期的绒毛和羊水的遗传学诊断必不可少。

多数需要在充分的性激素替代治疗之后利用赠卵 IVF-ET 技术助孕，如果子宫条件良好，妊娠率和分娩率与其他 IVF-ET 相同。

（2）性激素替代治疗：对无子宫的女性给予雌激素替代，对有子宫的女性应用雌、孕激素周期疗法，从小剂量开始，逐步调整。

（3）并发症的治疗：防治骨质疏松等。

2. 未成年女性的治疗 12 岁开始用小剂量生长激素 2 年，以增加身高，在骨骺愈合后再用小剂量雌二醇，刺激乳房与生殖器发育。雌、孕激素周期疗法用于有子宫者，若有内膜可月经来潮。

【随访】

每年检查一次血压、甲状腺功能、血脂、空腹血糖。每 3～5 年做一次超声心动图和骨密度检查。

二、卵巢早衰

【概述】

发生在 40 岁之前、有持续性继发闭经的高促性腺激素性卵巢功能衰竭称为卵巢早衰（premature ovarian failure，POF）。女性人群的总体发病率估计为 0.3%～1.0%，在＜30 岁的女性中占 0.1%，在＜40 岁的女性中占 1%；在继发性闭经女性中占 5%～10%。可能的病因：自身免疫因素（如并发 Addison 病、甲状腺疾病、Ⅰ型糖尿病等，具有抗透明带抗体等）、遗传因素（如 Turner 综合征、促性腺激素和受体缺陷等）、先天性酶缺陷（如半乳糖血症）、卵巢损害的因素（如烷化剂化疗、放疗、盆腔手术等）、腮腺炎等感染因素以及特发性的因素。自身免疫性的和非自身免疫性的病变导致卵母细胞闭锁速率异常升高，或者可利用的生殖细胞锐减或破坏速率骤升，最终导致正常卵泡对促性腺激素失去反应，或残存的卵泡丧失功能，或卵泡耗竭。自然生育率仅 5%，多为年轻女性。死亡率增加了两倍，心脑血管疾病的风险性也增加。

【诊断】

1. 临床表现

（1）继发闭经：发生在 40 岁以前。可在月经周期紊乱后渐至闭经，或月经周期规律而突然闭经。

（2）雌激素缺乏的症状：约 70%继发闭经女性出现潮热、出汗、情绪改变、疲劳、性交困难、老年性阴道炎、生殖器官萎缩等。这些症状可能在闭经，甚至月经失调前就出现。

（3）伴发其他自身免疫性疾病的临床表现：10%自身免疫性 POF 女性可合并 Addison 病、25%可合并自身免疫性甲状腺疾病、2%可合并Ⅰ型糖尿病、

2%可合并重症肌无力，系统性红斑狼疮也较常见。

（4）化疗或放疗或盆腔手术史。

（5）原发性或继发性不孕或不育。

2. 辅助检查

（1）促性腺激素：FSH＞40U/L，间隔1个月内至少升高2次，则可确诊。FSH的高水平可随病情波动而回到正常，并随后短暂恢复排卵功能。LH也同时升高，但FSH升高常更明显。雌二醇（E_2）可低于卵泡早期的基础水平。

（2）盆腔超声：子宫和卵巢小于生育期妇女；多无卵泡存在，或数量极少，且连续监测未见卵泡发育。

（3）肾上腺功能不全、甲状腺疾病、甲状旁腺功能减退、糖尿病的初步筛查。

（4）促肾上腺皮质激素（ACTH）刺激试验、促甲状腺激素（TSH）、血清钙和磷、总蛋白、空腹血糖等出现相应的改变。

（5）染色体核型45，X或46，XX/46，XY等。

【治疗】

1. 不孕治疗　如果患者卵巢内仍有卵泡，可试用大剂量FSH促排卵治疗，效果差。

建议在充分的性激素替代治疗之后利用赠卵体外受精-胚胎移植技术助孕，妊娠率和分娩率与其他IVF-ET相同。

2. 性激素替代治疗（HRT）　应用外源性雌二醇可缓解雌激素缺乏的症状，可预防雌激素长期缺乏导致的骨质疏松和心脑血管疾病，同时即便是HRT所使用的足量雌二醇，也不能抑制POF女性卵泡活性和避孕，因此不会阻碍自然妊娠。

近期出现闭经的POF女性应从足量起始，雌激素缺乏≥12个月的患者应从小剂量起始，6个月后渐增至足量，有子宫者应每月加用12～14天的孕激素，治疗应至少持续到自然绝经的平均年龄。

充分HRT后仍有持续疲劳和性欲减退的女性，应使用少量雄激素，睾酮50～100mg，每6～8个月肌内注射一次。

3. 其他治疗　卵巢早衰若合并其他内分泌腺功能低落，应做相应的替代补充。如染色体为46，XY，应手术切除双侧性腺。

【随访】

1. 性激素替代治疗的评估　正常染色体核型的POF女性，尽管至少接受了间断的激素替代治疗，但是由于治疗的起始时间太晚、或依从性差、或雌二醇的剂量不足等原因，仍有 2/3 的人群骨密度减低。

2. 自身免疫性疾病的评估（针对自身免疫性 POF 女性）。

第七节 下丘脑、垂体和卵巢性闭经

一、下丘脑、垂体性闭经

【概述】

这是一种中枢性内分泌紊乱性综合征。原理是下丘脑不能分泌足够的促性腺激素释放激素（GnRH），或垂体不能产生足够的促性腺激素（Gn）。病因复杂多种，有器质性也有功能性。包括生理性发育延迟、下丘脑垂体功能低下、Kallmann's 综合征、甲状腺功能减退、中枢神经系统肿瘤、5α-还原酶缺乏、GnRH 受体基因突变、神经性畏食症、重度营养不良、消化道吸收障碍、过度运动、吸毒、慢性消耗性疾病等。

【主要类型及表现】

1. 生理性发育延迟 是大多数青春期女性月经不调和闭经的原因。儿童生理性发育有延迟者占人群的 2%～3%。主要原因是下丘脑-垂体-卵巢轴的功能成熟延迟，GnRH 的脉冲不规律，不能诱导青春期出现。大多数的母亲有相类似的病史。表现为身高常偏低，但骨龄正常。

2. 特发性低促性腺激素性腺功能减退（IHH）和 Kallmann's 综合征 两者的区别是 Kallmann's 综合征在 IHH 的基础上伴嗅觉缺失，两者是否同源尚有争议。可以由遗传缺陷、下丘脑的炎症反应、肿瘤、血管疾病及外伤所致。

单纯 GnRH 的脉冲分泌不足，导致促性腺激素和性激素水平均低下。身高正常，青春期延迟，骨龄异常。

3. 中枢神经系统肿瘤 下丘脑部位的肿瘤最常见的是颅咽管肿瘤、生殖细胞瘤、结节性肉芽肿、肉瘤样肉芽肿、皮样囊肿等。肿块压迫干扰 GnRH 以及 Gn 的合成和分泌，常伴有其他垂体激素的分泌不足；70%的 CT 或 MRI 显示鞍上或鞍内有异常钙化。

垂体的肿瘤包括：无功能腺瘤、分泌泌乳素的腺瘤、造成肢端肥大症的分泌生长激素的肿瘤等。在儿童期间罕见，在性成熟期和育龄期多发，CT 或 MRI 显示垂体肿块，多引发青春期延迟、骨龄异常。

4. 垂体的梗死和功能衰竭 最典型的病变为希恩（Sheehan）综合征。为产后出血导致的垂体缺血坏死。表现为产后闭经、无乳汁分泌、苍白、脱发、营养不良，性腺、甲状腺和肾上腺功能低下。

5. GnRH或Gn受体基因突变　推测GnRH受体基因突变的病例可能占低促性腺激素性腺功能低下的17%左右。GnRH受体目前已经发现10余个突变位点，可以呈杂合或纯合的基因类型，有的突变导致受体功能部分缺失，有的则表现为完全失活。

促性腺激素受体的基因突变极罕见，大多为家族聚集性发病。LH的突变可能导致性早熟；FSH的基因突变则表现为性腺功能低下。

6. 神经性畏食　是一种严重的身心疾病。从心理上恐惧变胖，拒绝维持15%的正常体重下界；采用节食、诱发呕吐、自虐、过度运动的方法减轻体重，即使低于正常体重仍然觉得自己肥胖；闭经，多种激素指标异常，闭经时间过长者可发生骨质疏松，近一半患者有部分性糖尿病，体温、血压、血象均低。9%的患者死于全身衰竭。

7. 甲状腺功能低下（甲减）　大多数患者属于自身免疫性疾病，抗甲状腺成分的抗体异常升高。其余特发性、手术后、肿瘤占位等原因可以引起甲减。TSH升高，FT_3、FT_4降低。患者畏寒、淡漠、神志委靡，严重者出现黏液性水肿和心包积液。部分患者伴发高泌乳素血症。

8. 其他　过度运动、营养不良、慢性消耗性疾病、高泌乳素血症、过度紧张、假孕、垂体淋巴细胞性垂体炎、垂体的手术或放疗等情况可以通过抑制GnRH的释放，造成低促性腺激素性腺功能低下。

【诊断】

1. 临床特征　主要的临床特征是：原发或继发性闭经，月经稀发或月经过少，第二性征发育较差。身高常偏低、瘦弱、毛发稀疏枯黄。盆腔双合诊发现子宫发育较差。

2. 辅助检查　血清FSH、LH、E_2水平偏低。B超提示子宫体积偏小，内膜偏薄。双侧卵巢不见优势卵泡，部分患者窦状卵泡数极少。

垂体其他激素大多偏低；甲状腺功能低下者TSH升高，部分患者伴PRL升高；肾上腺功能低下者，皮质醇和ACTH分泌降低。

3. 特殊检查

(1) 垂体兴奋试验：判断和鉴别下丘脑或垂体病因的方法。

1) 方法：①在闭经或撤药性出血后，早晨空腹抽取血清测基础LH值；②静脉或肌内注射LHRH 100～150μg；③于注射药物的第30分钟、60分钟、90分钟、120分钟共4次测血清LH值（包括基础值共5次）。

2) 结果判断：①基础值应不小于2U/L；最高峰应该在30分钟，高于基础值3倍以上；120分钟后LH水平应大致恢复正常；提示垂体功能正常，为下丘脑性性腺功能不良；②如果LH水平持续低下而无反应，则诊断为垂体功能衰竭；③如果高峰反应值存在，但延迟到60分钟以后，120分钟后未能恢复正常，则为垂体反应不良，可以在下一个周期再复查一次垂体兴奋试验进行验证。

（2）头颅X线摄片、CT或MRI颅脑的影像学检查对诊断下丘脑或垂体的肿瘤和占位性病变极其重要。若存在颅咽管肿瘤，在X线头颅侧位片时可发现蝶鞍扩大或鞍背部骨质破坏，肿瘤部位可见钙化影。若垂体和下丘脑存在占位性病变，均可在CT或MRI影像中见到肿块的部位和大小。

【诊断】

1. 育龄期女性首先排除妊娠的可能。

2. 血清TSH和PRL测定。

3. FSH，LH水平测定。

4. 雌激素状态测定（包括测定血清E_2、B超测量卵巢和子宫内膜、测评第二性征、黄体酮试验等）。

5. 垂体和下丘脑影像学检查（X线、CT、MRI）。

6. 垂体兴奋试验。

【治疗】

1. 主要是针对病因，去除病因，对症治疗

（1）对于有精神神经因素、过度运动、慢性消耗性疾病、神经性畏食、过度紧张等身心疾患的患者，应从改善生活方式、心理治疗和疏导、营养补充等方面进行调整，恢复体重或生活方式后，可望自行痊愈。

（2）药物治疗：主要是对症和替代治疗。

1）闭经的患者，应用雌、孕激素序贯治疗。

2）甲状腺功能低下者，补充甲状腺素。

3）高泌乳素血症患者，如伴发TSH升高，先进行甲减的治疗。如果为独立的高泌乳素血症，可以服用溴隐亭，2.5mg，2次/天。监测泌乳素水平，持续2年后酌情减量，停药。

4）肾上腺功能低下者，补充糖皮质激素。

（3）诱导排卵治疗：有生育要求的患者需要进行诱导排卵的治疗。①促性腺激素：FSH或HMG，从周期第2～3天开始，每天75～150U，肌内注射。周期第10～12天监测卵泡，卵泡成熟后注射HCG 5000U，指导同房或进行宫腔内人工授精。于HCG注射后36～40小时卵泡排出后，每天补充黄体酮20～40mg，肌内注射，共14天。检测是否妊娠。②GnRH脉冲治疗：应用于下丘脑性闭经，使用GnRH制剂替代治疗，诱导排卵。因为GnRH分泌的脉冲特性，可以采用特制的注射泵，按脉冲频率每90～120分钟自动注射GnRH

25～50μg，监测卵泡发育和排卵。指导同房或宫腔内人工授精。黄体支持治疗同上。

（4）手术治疗：有下丘脑颅咽管瘤、分泌泌乳素的巨大垂体腺瘤经溴隐亭治疗后 PRL 不能恢复正常的患者，以及有视野缺损的患者、分泌生长激素造成肢端肥大者、其他下丘脑和垂体的各种占位性肿瘤患者，根据病情需要采用手术治疗。手术的方式有经鼻窦和经颅的开放式手术、内镜手术、伽玛刀手术等。

2. 辅助生殖技术

（1）诱导排卵＋宫腔内人工授精：适用于诱导排卵有优势卵泡但未孕，男性精液常规的活动精子数达标，两侧输卵管通畅的患者。一般试行 3～4 个周期。

（2）体外受精-胚胎移植：适用于①经诱导排卵至少 4～6 个周期，无优势卵泡发育或宫腔内人工授精 3～4 个周期未孕；②反复的卵泡黄素化不破裂；③伴有其他 IVF 或 ICSI 指征。

体外受精-胚胎移植治疗方案：①诱导排卵，不需要对垂体进行降调，直接采用促性腺激素刺激卵巢，方法同上。②如没有其他相关指征，一般采用常规 IVF 受精方法，治疗过程同常规步骤。

二、卵巢性闭经

【概述】

造成闭经的卵巢原因包括：先天性性腺发育不良（Turner 综合征）、单纯性性腺发育不良、卵巢早衰、卵巢抵抗综合征、多囊卵巢综合征、卵巢肿瘤等一系列与排卵障碍有关的疾病。

【分类】

1. 先天性性腺发育不良　为核型 45，XO 的染色体异常，也有 45，XO/46，XX 的嵌合类型。临床表现为原发性闭经，偶有继发性闭经；身材矮小、蹼颈、发际低下、肘外翻、通贯掌、轻度弱智等；子宫发育不良，卵巢为条索状；卵巢中无原始卵泡。FSH 水平高或正常。

2. 单纯性性腺发育不良　80%患者核型正常，约 20%有不同类型的染色体异常，大多为缺失和平衡易位。身高发育正常，原发或继发闭经，第二性征发育不良。子宫偏小或者正常，两侧卵巢成条索状，无或极少原始卵泡。FSH 水平高或正常。

3. 卵巢早衰　为 40 岁以前的继发性闭经，卵巢中卵泡提早衰竭。20%患者染色体核型异常，多为缺失或平衡易位；20%伴发自身免疫性疾病；部分为医源性病因，如化疗、放疗和手术等。卵巢体积小，超声不见卵巢上卵泡影像。FSH 和 LH 水平升高，一般高于 20U/L，雌激素水平低下。

4. 卵巢抵抗综合征　目前对该名称仍有争议。表现同卵巢早衰，但卵巢内有正常的始基卵泡，雌、孕激素序贯治疗后有部分患者可能出现自然排卵和妊娠。

5. 高雄激素血症和多囊卵巢综合征　多从青春期开始发病。为一组以持续性无排卵、高雄激素血症和卵巢多囊性改变为特征，排除其他分泌过多雄激素的器质性病因的临床综合征；50%的患者伴发胰岛素抵抗和肥胖，是代谢综合征的高危因素；临床表现为闭经或月经稀发、肥胖、多毛、痤疮、黑棘皮病等高雄激素血症表现。常伴肾上腺皮质功能轻度亢进。

6. 分泌性激素的功能性卵巢肿瘤　卵巢生长的分泌雌激素的卵巢颗粒细胞瘤和卵泡膜细胞瘤；分泌雄激素的卵巢支持-间质细胞瘤和少数黄素化卵泡膜细胞瘤，过高的性激素分泌干扰了下丘脑-垂体-卵巢轴的正常功能，出现闭经。雄激素分泌过高产生男性化表现比较明显。

【诊断】

1. 病史和体检　月经史的采集，月经异常和闭经的症状；和疾病类型有关的体征包括：发育外观、第二性征的发育、妇科检查结果；注意相关皮肤、毛发、体重等表现。

2. 辅助检查

(1) 激素测定：FSH、LH、E_2、T、PRL、脱氢表雄酮硫酸盐（DHE-AS)、性激素结合球蛋白（SHBG)、17-羟孕酮（17-OHP)、胰岛素（INS）和 OGTT 等筛查项目，针对性进行垂体兴奋试验、地塞米松抑制试验、ACTH 兴奋试验等。

(2) 超声检查：观察子宫和卵巢的发育情况，测量双侧卵巢的体积、窦状卵泡数、子宫的大小、内膜的厚度和分型等。

(3) 染色体检查：原发性闭经或卵巢发育异常者行染色体检查，部分患者染色体异常。

(4) 黄体酮试验：黄体酮肌内注射，20mg/d，共 3 天，停药后观察出血情况。有撤药性出血表明体内有一定的雌激素水平，生殖道结构正常。

(5) 雌-孕激素试验：若黄体酮试验阴性，采用雌、孕激素序贯用药，观察撤药性出血。如果有出血，表明体内雌激素水平极低，生殖道结构正常。

【治疗原则】

1. 卵巢早衰、先天性性腺发育不良的患者

(1) 雌、孕激素序贯疗法：即人工周期治疗，结合雌激素 0.625mg/d，

或戊酸雌二醇 2mg/d，共约 21～28 天，最后 10 天时加服醋酸甲羟孕酮，6～10mg/d，雌孕激素同时停药，撤药性出血周期的第 3～5 天再开始下一个周期的治疗。

（2）为避免长期雌激素缺乏和闭经造成的全身退行性病变，在补充雌激素的同时补充钙片、多种维生素和矿物质。伴有其他内分泌腺功能异常的患者，应酌情补充和替代其他激素成分，例如甲状腺素、地塞米松、溴隐亭等。

2. 持续性无排卵和多囊卵巢综合征的患者

（1）辅助生殖技术治疗前的药物治疗。

（2）改善生活方式：体重减轻对肥胖患者是首先推荐的方案，调整饮食结构、增加运动时间，肥胖者体重减轻 10%～15%可恢复月经和排卵。

（3）口服避孕药：醋酸环丙孕酮是从 17-OHP 衍生来的合成孕激素，具有较强的抗雄激素特性。将炔雌醇和醋酸环丙孕酮联合，商品名是达英－35。可以显著降低睾酮和雄烯二酮的水平，抑制 LH，升高 SHBG。其弱的抗糖皮质激素的作用，可降低 DHEAS 的水平。对严重的痤疮和多毛的治疗效果良好。常用于辅助生殖技术诱导排卵前的周期准备

（4）醋酸甲羟孕酮（安宫黄体酮）：口服或肌注醋酸甲羟孕酮可以通过抑制 GnRH 的分泌和促性腺激素的释放，直接作用于下丘脑和垂体轴，从而减少卵巢睾酮和雌激素的合成。可以在 ART 治疗前调整和控制周期，但需要注意其雄激素的效应。

（5）GnRH-a：GnRH-a 可以非同步地降低肾上腺或卵巢来源的雄激素，可以抑制 PCOS 患者卵巢甾体激素的合成。PCOS 的诱导排卵方案之一，是在长效 GnRH-a 的降调下，小剂量 Gn 持续刺激卵巢的卵泡发育，可以减少卵巢过度刺激的发生。雌激素的替代可以防止长期 GnRH-a 使用过程中的骨质丢失、绝经后精神症状、潮热和阴道干涩。

（6）糖皮质激素：地塞米松用于肾上腺来源的高雄激素血症的 PCOS 妇女。每晚或隔天 0.25mg 可以抑制 DHEAS 的水平，使之低于 400μg/dl。注意避免对下丘脑和垂体的过度抑制，定期在早晨监测血清皮质醇水平，使之维持在＞2μg/dl 水平。

（7）螺内酯（安体舒通）：是特异性的醛固酮拮抗剂，能与双氢睾酮竞争靶组织的雄激素受体，100mg/d 口服，持续 6 个月，主要用于改善多毛症状。

（8）二甲双胍：胰岛素增敏剂，可以增强体内细胞对胰岛素的反应，从而降低雄激素的生成。胰岛素抵抗或肥胖的 PCOS 患者，0.25～0.5mg，每天 3 次，长期服用。

3. 辅助生殖技术 根据精子的指标、既往治疗史，选择不同的 ART 进行治疗。PCOS 的诱导排卵在 ART 周期仍然是一个难点，较容易发生卵巢反应不良、反应过剧和多胎妊娠。

诱导排卵的方案和选择 ①氯米芬：首选的促排卵药物，常用于人工授精的卵巢刺激周期。周期第 3～5 天开始，每天 50～150mg，共 5 天。②氯米芬＋HMG：常用于人工授精的卵巢刺激周期。周期第 3～5 天开始，氯米芬 50～150mg/d，HMG 75U，每天或隔天 1 次，肌内注射。③FSH 或（和）HMG：小剂量 Gn 缓增式给药，从周期的第 2～3 天开始，每天 75U，肌内注射，如卵巢无反应，7～10 天增加 37.5U。④GnRH-a＋Gn：在口服避孕药预处理周期（一般服药 15～18 天）后开始注射长效的 GnRH-a 1/2～1/3 支或短效 GnRH-a 1 支/日，撤药性出血第 2～3 天开始，肌内注射 FSH 或（和）HMG 150～225U。应用于进行 IVF/ICSI 的治疗周期。⑤GnRH-ant＋Gn：适用于 PCOS 患者的 IVF/ICSI 治疗方案。于周期第 2～3 天开始 Gn 刺激卵巢，等主导卵泡直径达到 14mm 时，加用 GnRH-ant 0.25mg/d，直至注射 HCG 日。

第八节 闭经溢乳综合征或高泌乳素血症

【概述】

闭经溢乳综合征是指非产褥期妇女或产妇在停止哺乳一年后持续性的乳汁分泌并伴有闭经的病症。大多数闭经溢乳综合征患者有高泌乳素血症，其发生率可高达 95％或以上，因此统称为闭经溢乳综合征和高泌乳素血症。

【临床表现】

1. 溢乳 溢乳是高 PRL 最常见的症状，是指非产褥期乳腺分泌水样和乳汁样的液体，可自动溢乳或检查时发现，通常为双侧，也可为单侧，发生率为 33％～89％。高泌乳素血症也可无泌乳，原因可能是伴有低雌激素水平，或 PRL 的异质性，相反，溢乳也可见于 PRL 正常的妇女。

2. 卵巢功能障碍 表现为黄体功能不足、卵泡未破裂黄素化、无排卵、月经稀发、月经少，甚至闭经。一般认为 PRL＞70ng/ml 可引起闭经。

3. 多毛 高泌乳素血症引起的排卵功能障碍可伴有多毛，可能由于 PRL 直接刺激肾上腺皮质合成 DHA 而引起雄激素过多，或由于持续不排卵引起的雄激素过多。

4. 低雌激素症状 类似绝经期妇女，抑郁，偶有潮热，阴道干燥，阴道涂片常呈雌激素低落的表现，甚至有明显的阴道萎缩。高泌乳素引起的低雌激素血症更易导致骨质疏松，因为 PRL 通过抑制降钙素或直接作用于骨而引起骨代谢异常。大腺瘤压迫周围组织可导致头痛和视野障碍。

【诊断要点】

1. 症状 溢乳、月经稀发、闭经、多毛、不孕和卵巢多囊均提示可能存在高泌乳素血症。但应排除使用刺激泌乳素分泌的药物。

2. 体格检查 有无溢乳，双侧或单侧，溢乳的量并不重要，如果涂片发现较多的脂滴，则可确定为溢乳。有无胸壁病变、肢端肥大症或库欣综合征的表现，有无盆腔肿块或生殖器萎缩。

3. 实验室检查

（1）TSH，T_3，T_4测定：可排除原发性甲状腺功能低下。溢乳患者测血中 PRL 和 TSH，如 TSH 上升，即可诊断原发甲状腺功能低下。

（2）垂体功能检查：未哺乳的育龄妇女血中 PRL 的正常值一般为20ng/ml，但各实验室有差异，持续 PRL 过度增高，则垂体肿瘤的可能性很大。此外，同时测促性腺激素水平，了解垂体的促性腺功能。

（3）放射线检查

1）蝶鞍断层摄片：蝶鞍断层 X 照相术只能检查蝶鞍而不能检查垂体本身，也无法发现小腺瘤和肿瘤侵犯鞍上部分，仅用于筛查。

2）CT：主要提供蝶鞍的骨质变化，对软组织如垂体肿瘤及正常的解剖结构如视交叉提供信息少。

3）磁共振成像（MRI）：可弥补 CT 的不足，选择性地发现空鞍，鉴别视交叉、视神经、血管等软组织的异常。可确定肿瘤的大小和垂体损害的程度。

（4）其他检查：包括眼底和视野检查，除外肿瘤压迫引起的眼底或视野改变。

由于闭经溢乳的症状可早在确诊垂体肿瘤数年前，甚至 10～20 年前出现，故经各种检查未找出病因者，特别是 PRL 增高者，仍应继续随访，每 6 个月复查 PRL，每年复查蝶鞍断层摄片。如溢乳达 6 个月～1 年，或高泌乳素血症伴有月经紊乱、不孕和多毛，应考虑存在垂体肿瘤。

【治疗方案及原则】

治疗的目的是抑制溢乳，恢复正常月经，诱发排卵及治疗垂体腺瘤。

1. 定期观察 适用于单纯溢乳、月经正常、PRL 在正常范围或轻度升高者。月经稀发者可用孕激素定期撤退出血。垂体微腺瘤由于生长速度很慢也可观察，可每年检查 PRL 水平和每 2～3 年复查 CT 或 MRI。

2. 药物治疗

（1）溴隐亭：是多巴胺促效剂，是治疗闭经溢乳和高泌乳素血症以及垂体微腺瘤的主要药物。大腺瘤可先试用溴隐亭，在全剂量治疗 6 个月后复查 CT

或MRI，只要腺瘤缩小，即可继续用药。给药方法为开始2.5mg/d，睡前服，如可耐受，4～7天后增加剂量至2.5mg，每天2次，连续治疗。常用剂量为5mg/d，少数患者需要7.5mg/d。治疗后平均月经恢复时间为6～9周，溢乳停止需要6～11周。常见的副作用有恶心、头痛、头晕、乏力、腹痛、畏光、呕吐、鼻出血、便秘、腹泻、晕厥，罕见的副作用有运动障碍、精神异常、失眠、心悸、心绞痛、肺浸润、跛行、血管炎、胸膜增厚、渗出、尿失禁，大多数副作用轻而持续时间短，约有10%的患者由于严重副作用而停药。

(2) 左旋多巴：左旋多巴在体内代谢为多巴胺，作用于下丘脑，增强PRL释放抑制因子（PIF）的抑制作用，亦可能直接作用于垂体，但因恶心呕吐的副作用较明显，限制了它的使用，对垂体肿瘤引起的溢乳并无疗效。用量为0.5mg，每天3次，连续服用半年，大部分患者在用药一个月后月经恢复，用药1～2个月溢乳消失。

(3) 维生素B_6：维生素B_6抑制泌乳，对闭经溢乳有效，但未被广泛使用。其作用机制可能是作为多巴脱羧酶的辅酶，使下丘脑神经元中多巴转化为多巴胺，刺激PIF的作用而抑制PRL的分泌。每天口服200～600mg，可长期服用。

(4) 其他辅助药物治疗：①闭经溢乳不孕症患者，溴隐亭可与其他药如氯米芬（CC）、促性腺激素合用诱发排卵。高泌乳素血症患者用CC治疗不能引起LH峰，因此单用CC治疗87%的患者无效，降低PRL可恢复中枢对E_2和CC的敏感性。②原发甲状腺功能低下，如确诊甲状腺功能低下，可用甲状腺素替代疗法。每天用甲状腺素0.05mg，此后每两周增加0.05mg，维持剂量为每天0.15～0.2mg，该剂量能有效地降低TSH和PRL至正常范围，溢乳随之消失，月经恢复。偶有患者用维持剂量TSH已经正常，但几周后PRL又上升，此时，应进一步检查，因为可能同时伴有垂体微腺瘤。③低雌激素症状可用雌激素替代疗法，以预防骨质疏松和心血管疾病。从理论上来说，雌激素可促使垂体腺瘤生长，使PRL进一步升高，但也有人认为，外源性的雌激素不会影响垂体肿瘤，特别是替代疗法的剂量，因此如用雌激素替代治疗，应密切随访。

3. 手术　分泌PRL的腺瘤大多数生长缓慢，很少长成大腺瘤，部分肿瘤甚至可自然退化，因此可观察或用药物治疗。垂体肿瘤较大、生长迅速和对药物治疗无效或伴有严重副作用而无法耐受的患者可考虑手术治疗。

经鼻手术可切除腺瘤而保留腺体的功能，术前可用药物缩小肿瘤。经鼻显微手术非常安全，但复发率也很高。手术的效果取决于术者的经验、腺瘤的大小和侵犯周围的程度。以恢复月经、停止溢乳和PRL恢复正常为治愈标准。

4. 放疗　放射治疗可控制肿瘤的生长，但月经不会恢复，一年后溢乳才能停止，且易发生垂体功能和视神经损伤，因此不主张单纯放射治疗，仅用在药物治疗不能耐受、不愿或不能耐受手术的患者。

5. 垂体肿瘤妊娠的治疗　妊娠时垂体增生肥大，因此，妊娠时大腺瘤有卒中危险，发生率为 17%。较轻的症状是头痛、恶心、呕吐，比较严重的症状是视觉障碍，如不治疗可致盲，因此主张妊娠前切除肿瘤，或妊娠后继续应用溴隐亭治疗并密切随访。微腺瘤妊娠很少有危险，不到 7%表现出肿瘤生长的症状，因此，一旦妊娠，可以停止使用溴隐亭。大多数患者妊娠期间腺瘤没有明显增大，但妊娠 20 周、28 周、38 周仍应检查视野，如异常，应行 CT 或 MRI 检查，如果怀疑肿瘤侵犯鞍上，应加大溴隐亭剂量并维持整个妊娠期。如溴隐亭治疗无效，妊娠期间也可手术治疗，并不增加手术的并发症。产后停用溴隐亭，以利哺乳，10～12 周复查垂体情况。目前尚未有溴隐亭治疗致畸的证据。

【预后】

大部分高泌乳素血症呈良性经过，其 PRL 水平会逐渐下降，症状逐渐缓解，垂体瘤也极少进展，特发性高泌乳素血症有明显的自愈倾向。

第九节　不明原因不孕

【概述】

不明原因不孕症的不孕年限较其他不孕症长，受孕的延迟或未能检出的生殖缺陷可能是不明原因不孕的病因。不明原因不孕的发病率与年龄有关，特别是女方的年龄超过 30 岁的发病率增高。

不明原因不孕症没有确切的定义，关键在于不孕检查的程度，诊断不明原因不孕以前理论上必须经过完善的检查，但许多有关的生殖过程至今无法检查，有的检查也不能在临床上进行。如至今尚无法确诊正常排卵的全过程；输卵管的检查虽然可以了解其解剖关系，但不能了解其功能状态；黄体功能不全的确诊及其与妊娠的关系等都是有待解决的问题；精子穿透试验可以进一步了解受精过程，但无法普及。目前比较一致的意见是建立一个标准检查程序，包括精液分析、排卵测试以及输卵管的通畅试验。通过此标准程序检查未发现异常，则可诊断为不明原因不孕症。

【诊断要点和鉴别诊断】

目前认为诊断不明原因不孕症的标准是：

1. 夫妇同居有正常性生活，超过 1 年未怀孕。

2. 患者有排卵证据。

3. 精液检查在正常范围。

4. 腹腔镜证实无盆腔异常的证据。

【治疗原则】

对于不明原因不孕症的治疗原则是通过增加每个周期中能够受精的卵子数，增加胚胎的着床率，提高妊娠机会。

1. 促排卵治疗　对该类患者的用药首选为口服氯米芬。对年轻、不孕年限不长的患者合适。

2. 诱导排卵＋宫腔内人工授精　用氯米芬治疗无效后，促排卵加宫腔内人工授精（COS＋IUI）成为不明原因不孕的首选治疗，促排卵药物采用促性腺激素（Gn）或氯米芬＋Gn；只有在多次 IUI 失败后，才会建议进行体外受精治疗。

3. 体外受精＋胚胎移植　在患者接受了 3 个周期以上 COS＋IUI 治疗失败后，应该认真考虑下一步采用体外受精的治疗计划。

第十节　复发性流产

【概述】

自然流产是指妊娠于 28 周以前终止，胎儿体重在 1000g 以下者。经典的概念认为连续自然流产三次或三次以上者称为习惯性流产（habitual abortion）。因习惯性流产易被误解为流产是不可避免的，故目前国际上已常用复发性自然流产（recurrent spontaneous abortion，RSA）替代原有的名称。定义为连续两次或两次以上自然流产者。早期流产常见的原因为胚胎染色体异常、免疫因素异常、黄体功能不足、甲状腺功能低下等。晚期流产常见原因为子宫畸形或者发育不良、宫颈内口松弛、子宫肌瘤等。

【诊断】

复发性流产的病因十分复杂，诊断时务求全面、彻底。强调夫妇双方的参与，共同诊断。

1. 病史及临床表现

（1）应详细询问患者的月经、婚育史：按时间顺序描述记录既往妊娠情况。

（2）夫妇双方的既往病史：包括心脏病、肾病、血液系统疾病、自身免疫性疾病以及内分泌疾病等。

（3）家族史：父母健康史，兄妹有无子女等。

(4) 个人史：有无接触有毒、有害物质及射线，有无烟酒等不良嗜好。

2. 体征

(1) 系统体格检查：着重注意有无代谢性疾病表现，如多毛、肥胖、泌乳等。

(2) 妇科检查：注意有无炎症表现；有无宫颈松弛；子宫大小形态是否正常，有无先天畸形；有无附件包块等。疑有宫颈功能不全者，应在非孕期月经后半周期（黄体期）行宫颈扩张试验，宫颈内口可畅通无阻地通过8号扩张器即可诊断。

3. 辅助检查

(1) 内分泌检查。

(2) 遗传学检查：应进行家谱分析、夫妇及流产物染色体核型分析，判断有无遗传性疾病，有无染色体异常，推断复发概率。

(3) 解剖因素的检查：①超声检查：在诊断宫腔异常方面不如HSG与宫腔镜，但在诊断子宫外部形态异常中意义较大。根据子宫外部形态就可明确诊断纵隔子宫和双角子宫。超声波检查还可明确子宫肌瘤的数目、大小及部位。②子宫输卵管造影（HSG）：是诊断子宫畸形敏感而特异的方法，根据宫腔形态，是否有充盈缺损、龛影以及子宫峡部漏斗区是否呈管状扩张，判断有无子宫畸形、宫腔粘连及宫颈功能不全。但与外界无交通的残角子宫，HSG则不能作出诊断。③腹腔镜、宫腔镜：可明确诊断子宫畸形及其类型。宫腔镜可诊断并治疗宫腔粘连、纵隔、黏膜下肌瘤、息肉等；腹腔镜可诊断盆腔病变，观察子宫外观，同时对盆腔粘连、子宫内膜异位症进行治疗。两者可结合使用。

(4) 免疫因素的检查：原因不明的复发性流产患者，尤其有多次自然流产史、流产的胚胎核型正常者，免疫因素导致流产的可能性大。

1) 自身免疫型：主要检测抗磷脂抗体。IgG阳性有临床意义，目前多数认为IgM或IgA阳性与复发性流产关系不大，鉴于抗磷脂抗体可以在感染情况下出现，所以临床确诊要求是两次试验结果均是阳性，且间隔时间为3个月。

2) 同种免疫型：实验室检查HLA配型及阻断抗体对于确定同种免疫介导的流产价值不大，抗父方细胞毒抗体可作为评估异体免疫相关复发性流产的标志。但事实上目前尚无特异性试验确定同种免疫相关复发性流产。

3) 抗精子抗体检测：行精子包被抗体实验。如抗精子抗体阳性，提示生育力低。抗精子抗体滴度高和宫颈黏液中有抗精子抗体对生育影响大。

4) 其他检查：包括血型及抗血型抗体测定、抗核抗体及抗甲状腺抗体测定、自然杀伤细胞活性测定等。

（5）感染因素检查：病史、临床表现及体征提示有慢性感染者，行TORCH检测；宫颈分泌物支原体、衣原体等病原微生物的检测。

（6）孕期监测：有复发性流产史的妇女一旦妊娠，应进行严密监测。①动态监测β-HCG、雌孕激素水平：有助于评估妊娠结局；②B超观测胚胎发育：妊娠早期B超有助于评价预后；③孕妇血清AFP测定：AFP值过高或过低均提示可能为不良妊娠，如开放性神经管畸形AFP升高，胎儿染色体异常AFP偏低。胎儿畸形及染色体异常易发生流产。一旦发生流产，应对流产的胚胎组织进行细胞遗传学、形态学及组织学检查，以寻找此次流产的原因及预测今后妊娠的结局。

【治疗】

复发性流产的治疗原则是针对病因治疗。

1. 染色体异常　染色体异常携带者导致的流产尚无有效治疗方法，其措施主要是遗传咨询，估计胎儿染色体异常的复发概率。就部分遗传性疾病而言，胚胎种植前遗传学诊断（PGD）可对植入母体宫腔前的胚胎进行遗传学的分析，选择无遗传缺陷的胚胎进行移植。

2. 生殖道解剖异常

（1）子宫畸形：可行整形手术。

（2）宫腔粘连：可在宫腔镜下行粘连分离术，治疗过程主要包括4个内容：分离粘连；预防再粘连；促进子宫内膜增殖；明确子宫腔已恢复正常。

（3）宫颈功能不全：手术时机的选择：较前次流产时间提前1～2周为宜，最佳时间是孕16～22周，此时基本可除外因胎儿异常及内分泌因素所致的流产。过早手术易致流产，过晚宫颈口已开始扩张，手术效果差。

3. 内分泌治疗

（1）黄体功能不全：治疗方法包括CC或HMG诱导排卵，于预期排卵日注射HCG，黄体期及孕10周内行黄体支持。如果黄体功能不全继发于高泌乳素血症，应给予溴隐亭治疗。

（2）高泌乳素血症：溴隐亭每天2.5～10mg，分2～3次口服，定期检测血泌乳素水平，调整剂量，连用3～6个月。治疗中应监测PRL水平，调整为最低有效剂量。

4. 免疫治疗　经病因筛查，排除遗传、解剖、感染、内分泌因素后，多数不明原因的复发性流产是免疫因素导致。虽然缺乏特异性试验确定同种免疫相关复发性流产，但已研究出两种不同的同种免疫治疗方法，即应用同种血单核细胞（免疫活化）免疫治疗和注射免疫球蛋白（被动免疫）治疗。

（1）主动免疫治疗：经免疫学检查，有封闭因子缺乏者可进行主动免疫治疗，即以丈夫或第三者的淋巴细胞或滋养叶合体细胞膜为免疫原，通过同种致敏反应，促使患者产生个体特异因子或封闭因子，抑制 T 细胞识别胎儿抗原，避免母体对胚胎的免疫排斥。

(2) 被动免疫治疗：免疫球蛋白含有抗胎盘滋养层抗原的独特型抗体及抗独特型抗体，有利于自身抗独特型抗体产生不足的复发性流产患者。

免疫治疗的主要副作用包括它可能促进母体对胎儿的免疫反应，发生胎儿宫内发育迟缓的概率增高，且有输入病毒造成感染，恶化母体潜在的自身免疫疾病的危险。

(3) 抗磷脂抗体综合征的治疗：目前无公认的治疗方案。主要采用肾上腺皮质激素和抗凝剂治疗。

5. 其他治疗　对于有感染的患者，应针对不同病原体，选择最敏感的药物治疗。

衣原体、支原体、弓形虫可用多西环素、红霉素和青霉素治疗，但因多西环素对胚胎有不良影响，妊娠期间不可应用。非孕期弓形虫病可用乙胺嘧啶（息疟定）。

第十一节　染色体异常

一、染色体数目异常

【概述】

染色体异常是导致不孕症的重要原因之一，包括染色体的数目异常和结构异常两种类型。染色体异常可以导致男性的无精子症或者少精子症，也可以导致女性的原发或者继发闭经，还可以导致妊娠妇女发生反复自然流产。染色体数目异常是指染色体数目的增减约占全部染色体异常的 55%，临床上常见的染色体数目异常主要涉及 13、18、21、X 和 Y 染色体的非整倍体，这 5 条染色体的数目异常占全部数目异常的 95%以上。

【诊断要点】

1. 临床表现　下面列举的是 5 条常见的染色体非整倍体的临床特点。

(1) 特纳综合征（Turner 综合征）：又称为先天性卵巢发育不全综合征、X 单体综合征，详见本章第六节。

(2) 克氏综合征（Klinefelter syndrome，克兰费尔特综合征）：又称为先天性睾丸发育不全综合征、小睾丸症、XXY 综合征。新生男婴的发病率为 1/1000，在不育男性中占 1/10。其中 80%～90%的患者核型为 47，XXY，其他核型包括嵌合体，少数为48，XXXY、49，XXXXY、48，XXYY等。克氏综合征的临床表现包括：婴幼儿期大多无异常表现，睾丸大小正常，极少数患者伴有尿道下裂、隐睾。到青春期后，性腺不发育，睾丸小而硬，体积为正常人的1/3，睾丸中曲精管玻璃样变性和纤维化，间质细胞呈簇状，精液检测无精子。成年后身材高大，第二性征发育差，胡须、阴毛少，皮肤细，皮下脂肪多，喉结不明显，25%有乳房发育。嵌合型临床表现可较轻。确诊后可于青春期用雄激素替代治疗，以改善第二性征，但无法出生自已的后代。

(3) XYY综合征：XYY综合征在新生男婴中的发病率为1/900，核型为47，XYY。患者的临床表现主要包括：外表一般正常，身材高大，常超过180cm，偶见尿道下裂、隐睾、睾丸发育不全及生育力下降，大多有生育力，可生育正常子代，个别生育XYY子代。XYY个体易于兴奋，易感到欲望不满足，厌学，自我克制力差，易产生攻击性行为。

(4) 唐氏综合征（Down's syndrome）：又称先天愚型，21三体综合征，是最常见的染色体疾病，是智力低下的最常见原因。新生儿中发病率约为1/700左右。唐氏综合征主要的临床表现包括：严重的智力低下，特殊面容，肌张力低下，多并发先天性心脏病，患者白血病的发病率为普通人群的10～20倍。生活难以自理，患者预后一般较差，50%左右于5岁前死亡。男性患者一般没有生育能力，50%为隐睾，女性患者偶有生育能力。

(5) 其他类型的染色体数目异常：其他常见的染色体数目异常还包括13三体综合征、18三体综合征，但这些染色体病患者由于症状往往非常严重，难以活到成年，在不孕症门诊中非常少见，这里不做专门的介绍。

2. 遗传学检查　遗传学诊断主要有常规的染色体核型分析，必要时进行高分辨染色体分析。少数在特殊情况下，结合荧光原位杂交技术、PCR技术进行确诊。诊断的详细方法读者可以参考一些实验室手册。其中核型分析的要点包括：

(1) 细胞培养：一般采集患者的外周血培养，培养于RPMI1640合成培养基中，添加小牛血清和植物血凝素。

(2) 培养68～72小时后加入秋水仙素，继续培养2～4小时，经过低渗、固定等步骤，将细胞悬液滴于玻片上即获得中期染色体。

(3) 经过胰酶消化处理，吉姆萨染色，即可获得G显带的染色体标本。

(4) 按照染色体分析的要求进行核型分析。

【治疗方案及原则】

治疗原则：对于染色体病本身没有有效的治疗方法，主要针对一些特定的症状进行对症治疗。而针对染色体病所导致的不孕症，可以采用供精、供卵或者植入前胚胎遗传学诊断。

1. Turner 综合征患者可以在青春期前及青春期进行激素替代治疗，以使其身高得到增长，并减轻患者的其他临床症状。部分患者可以采用供卵的方式进行辅助生殖技术治疗。一些嵌合型患者有生育能力，需要进行产前诊断或者进行植入前胚胎遗传学诊断。

2. Klinefelter 综合征患者可采用雄激素替代治疗，以诱发其雄性性征的发育。绝大多数患者表现为无精，可采用供精人工授精方式治疗。少数患者经过附睾穿刺有精子，可以采用卵细胞浆内单精子注射结合植入前胚胎遗传学诊断帮助其生育健康孩子。

3. XYY 综合征患者的隐睾及尿道下裂可以通过手术治疗。精液常规检测正常，有生育能力的患者，如果自然生育时需要进行产前诊断，也可直接应用植入前胚胎遗传学诊断助孕。少精子症患者可以采用卵细胞浆内单精子注射结合植入前胚胎遗传学诊断助孕。

4. 女性唐氏综合征患者自然妊娠时，需要进行产前诊断，也可直接应用植入前胚胎遗传学诊断助孕。男性唐氏综合征患者一般表现为不育症，如果结婚后考虑生育，可以采取人工授精的方式生育。

【注意事项】

1. 几乎所有染色体数目异常的个体都有特定的临床表型，需要将临床表型和遗传学检测结果相结合进行确诊。

2. 具有染色体数目异常时，需要进行遗传咨询。建议在遗传学专家指导下进行治疗。

3. 进行植入前遗传学诊断时，需要与患者签署知情同意书。

二、染色体结构异常

【概述】

染色体结构异常是指染色体发生断裂重接后，结构发生了改变，主要包括易位、倒位、重复和缺失等类型。其中易位和倒位一般不涉及遗传物质的增加或减少，属于平衡的结构重排；而重复和缺失伴随遗传物质的增加或减少，属于不平衡的结构重排。性染色体的不平衡结构重排，往往导致患者的性腺发育异常，表现为不孕不育。常染色体的不平衡结构重排，将导致各种不同的综合征，这类患者临床症状严重，很少结婚生育。临床上常见的是一些携带平衡的染色体结构重排的个体，亦即携带者，主要包括染色体平衡易位和倒位，他们往往因为不孕不育或者反复的自然流产而就诊。这类患者虽然外表正常，但有生育染色体病患儿的高风险，危害非常大，更需要引起重视。

【诊断要点】

1. 临床表现 非平衡的染色体重排具有各种各样的表型。需要寻求辅助生殖技术治疗的主要是一些外表正常的染色体病携带者，他们就诊的原因主要包括：

(1) 原发不孕或不育。

(2) 继发不孕或不育。

(3) 具有不明原因的自然流产史或者死胎史。

2. 遗传学检查 遗传学诊断方法与检测染色体数目异常时相同。

【治疗方案及原则】

治疗原则：对于非平衡的染色体病结构异常没有有效的治疗方法，主要是通过产前诊断预防这类病患儿的出生。平衡的染色体结构异常，其本身并没有异常表型，一般只针对生育问题进行治疗。

1. 有些染色体易位或者倒位携带者有生育能力，但有生育遗传病患儿的高风险。可以考虑采用产前诊断的方式，使之生育正常的孩子。但最好的途径是直接进行植入前胚胎遗传学诊断，避免产前诊断发现胎儿异常时，需要进行选择性流产给患者带来的心身痛苦。

2. 生育能力下降的携带者，例如夫妻中男方为平衡易位或者罗氏易位，且表现为少精子症，可以采用卵细胞浆内单精子注射结合植入前胚胎遗传学诊断帮助其生育健康的孩子。

【注意事项】

1. 通过核型分析检出携带者。

2. 查出染色体结构异常时，需要进行遗传咨询。建议在遗传学专家指导下进行治疗。

3. 进行植入前遗传学诊断时，需要与患者签署知情同意书。

第九章　辅助生殖技术的护理常规

一、概　　述

制定辅助生殖技术护理常规，从而为患者提供最基本而又安全的护理、与传统护理内容相比更广泛的人文关怀和技术知识宣教，以及培养与辅助生殖技术发展相匹配的护理专业人才。

二、人 员 要 求

1. 具备注册护士资格。

2. 护士长或负责人应有中级或以上职称，并具备如抢救技术等较广泛的临床护理知识。

3. 护士长或负责人具备卫生部培训基地的培训资格证书。

4. 持续的专科继续教育证据。

三、操 作 常 规

1. 辅助生殖技术术前患者护理

（1）指导就诊程序与复诊时间。

（2）指导术前检查的时间与注意事项。

（3）介绍有关证件准备的重要性。

（4）鼓励患者遵循医嘱。

（5）及时、准确地处理和记录患者的各种不良反应，包括心理问题。

（6）接受患者咨询。

（7）安排和指导治疗时间。

（8）收集护理疑难问题并不断改进护理措施。

（9）学习、运用护理新概念。

2. 辅助生殖技术术中患者护理

（1）介绍有关医护人员与环境。

（2）指导治疗程序、时间与注意事项。

（3）审核患者证件，并在治疗程序开始前复印留存。

(4) 引导患者完成主诉，协助医师完善病历。

(5) 指导患者完成各项治疗。

(6) 准确执行医嘱。

(7) 及时、准确地处理和记录患者的各种不良反应，包括心理问题。

(8) 接受患者咨询。

(9) 协调各相关系统人员工作。

(10) 收集护理疑难问题并不断改进护理措施。

(11) 学习、运用护理新概念。

3. 辅助生殖技术术后患者护理

(1) 鼓励患者遵循医嘱。

(2) 介绍术后注意事项。

(3) 指导患者认识治疗后随访的目的与重要性，并完善记录随访结果。

(4) 孕期保健知识宣教。

(5) 指导患者就诊。

(6) 接受患者咨询。

(7) 收集护理疑难问题并不断改进护理措施。

(8) 学习、运用护理新概念。

第三篇　实验室辅助生殖技术

第十章　实验室设置及技术人员基本要求

第一节　人工授精实验室设置及要求

人工授精场所包括候诊室、诊室、检查室、B超室、取精室、精液处理室、授精室和其他辅助区域，总使用面积不少于100m²。

1. 取精室　位置应有利于保护患者隐私，需安置取精用床和洗手池。

2. 精液处理室　面积不少于10m²，配备百级净化区、相差显微镜、水平转头离心机、CO_2培养箱、冰箱、水浴箱、Makler或血细胞计数池等。若开展供精人工授精，应配备液氮罐。精液操作应在百级超净区内进行。超净区一般采用超净工作台，为避免潜在风险，也可应用Ⅱ级生物安全柜。

3. 人工授精室　面积不少于15m²，用于人工授精手术，应配备B超仪、妇科检查床、治疗车、检查灯等。

取精室、精液处理室和人工授精室之间应有传递窗直接相连。

第二节　体外受精实验室设置及要求

IVF实验室包括取卵室、取精室、胚胎培养室、精液处理室、移植室、冷冻室等，除符合医院安全、消防要求外，应有不间断电源保障，有条件者应设双路电源，建筑和装修材料要求无毒，位置应避开各种可能有害的化学、物理和生物源污染。

1. 取卵室　面积不少于25m²，环境符合卫生部医疗场所Ⅱ类标准，用于取卵手术。应配备B超仪、恒温试管架、手术床、治疗车等。

2. 胚胎培养室　面积不少于30m²，并具备缓冲区，环境符合卫生部医疗场所Ⅰ类标准，千级洁净工作区，有空气净化层流设备。胚胎操作区符合百级洁净标准，用于选卵、受精、胚胎的培养及显微操作等。主要设备包括超净工作台、CO_2培养箱、恒温台面、解剖显微镜、倒置显微镜、显微操作系统等。

3. 胚胎移植室 面积不小于 15m^2，环境符合卫生部医疗场所Ⅱ类标准，用于胚胎移植以及移植后患者的短暂休息。应配备 B 超仪、手术床、治疗车等。取卵室、胚胎培养室和胚胎移植室之间应有传递窗直接相连。

4. 取精室 与精液处理室之间有传递窗相连，要求同人工授精实验室。

5. 精液处理室 与胚胎培养室之间有传递窗相连，要求同人工授精实验室。

6. 胚胎冷冻室 与胚胎培养室相邻，用于胚胎的程序冷冻和用于冷冻保存的液氮罐的存放，主要设备为冷冻仪和液氮罐，要求足够通风，并便于液氮罐的运输，必要时可安装安全警报设施。

7. 储藏室 用于各种耗材和一次性用品的存放，要求干燥、通风，摆放有序。

8. 缓冲区 是为实验室/手术室洁净区与更衣室、洗手消毒区之间的过渡区，可在与实验室邻近处建风淋室。

第三节 植入前遗传学诊断实验室的设置及要求

一、单细胞固定室

单细胞固定的好与坏直接影响到结果的准确性。在 PGD 中容易出现的情况是细胞经过固定后丢失，FISH 杂交后没有信号，这主要与固定过程相关。单细胞固定室的设置及基本要求主要包括：

1. 安静、无尘、独立的区间，应避免与胚胎活检室（显微操作室）、FISH 实验室和其他公共实验室的共用。

2. 一台高清晰度的体视显微镜。

3. 一台单独专用冰箱，用于储存低渗液固定剂和探针。

二、FISH 实验室

FISH 实验室包括 FISH 制备室和 FISH 结果观察室。

1. FISH 制备操作室 要求光线较暗，有实验工作台面。放置冰箱、水浴箱、杂交箱（可用培养箱代替）、离心机等仪器，有水源。

2. FISH 结果观察室 要求避光，放置荧光显微镜，荧光显微镜必须配备 FISH 分析软件。

两室均要求安静、无尘。

三、单细胞 PCR 实验室

单细胞 PCR 实验室的建立应遵从以下设计原则：

1. 良好的物理分区，设立活检实验室、样品准备区（进行单细胞、DNA、RNA 等模板的处理）、PCR 前实验室（包括 PCR 所需的试剂储备）、PCR 实验室（进行 PEP/PCR、巢式 PCR 等）和 PCR 后实验室（扩增后的 DNA 分析区），不同实验严格限定在各自区域内进行，并呈单向流水工作流程，以防止污染。

2. 把 PCR 操作间与自由通道分隔开，建立一个出、入口控制的干净区域作为进入 PCR 间的通道。

3. 在安排实验或实验进行时，只能从 PCR 前实验室区到 PCR 后实验室区单方向移动，防止直接从 PCR 后实验室区进入到胚胎操作或 PCR 前实验室区。

4. 建立空气调节系统，防止外界污染空气进入干净的工作区，干净的工作区内气压应稍高于外界气压。PCR 必须在正压层流室（或房间）内进行，以防止外源 DNA 污染。

5. 当需进行两轮 PCR 时，两轮 PCR 及其产物分析的区间均应当分开。

6. 设备 单细胞 PCR 需专门的仪器和试剂。所需设备：

（1）胚胎活检的倒置显微镜及显微操作系统。

（2）超低温冰箱及低温冰箱。

（3）按分区配置专用于单细胞实验的加样器。

（4）冰浴设备。

（5）紫外消毒设备。

（6）PCR 仪（适合各种类型的 PCR 实验）。

（7）DNA 分析用的电泳设备、荧光检测设备及分析软件系统、DNA 点突变分析系统。

（8）凝胶成像系统。

7. 耗材及试剂要求

（1）所有批次的试剂应当记录在案，以确保能与特异的分析相对应。

（2）将试剂和耗材根据用途放在规定的区域内。

（3）新、老批次的试剂必须接受严格的质控检测。

（4）在可能的情况下，所有的试剂应当购买后即用，并且都是分子生物学级或相同等级的。

（5）所有用于 PCR 的试剂都应分装使用。

（6）所有用于PCR的塑料制品都应当确定无DNA和DNA酶，使用带滤芯的吸嘴。

（7）所有PCR管都应是一次性使用的。

（8）塑料用具来源可靠。

（9）所有自备的试剂必须经高压消毒或者经0.2μm的滤膜过滤。

（10）单细胞PCR工作的保护服应当包括完整的手术长袍（干净，不需消毒，但每个病例换一件）、帽子、口罩（遮住鼻子和口）和鞋套。必须一直戴着手套，并频繁更换。手套必须合适，如橡胶的或腈的，但不能是乙烯基一次性检查手套。

8. 人员要求

（1）所有从事PCR-PGD的工作人员应当按规定的标准操作程序进行培训。

（2）单细胞诊断分析的培训至少不低于常规临床诊断实验室培训标准。

（3）所有工作人员应具有相应资质。

9. 实验室的质控系统评估

（1）扩增效率的评估：扩增效率＞90％。

（2）ADO发生率的评估：要尽量降低ADO的发生率（＜10％更好）。应当通过分析目标突变携带细胞或野生型杂合子细胞（当分析多态标记时）来确定ADO的发生率。

（3）污染的评估：在确定各个状态或在临床PGD案例中评估每个细胞，必须检测每一个细胞的最后洗液空白对照。在每个分析中最好包括一个用来确定是否有污染的多态标记（连锁或非连锁的）。建议设立大量的、系列的空白对照，以评估基础水平的污染。污染发生率应当＜5％（最好为0）。

第四节　辅助生殖医学中男性学实验室设置及要求

一、一般要求

1. 推荐设置专用男科学实验室，其应与取精室相邻。

2. 应配备安全设备，如手套、面罩、工作服、洗眼液等。

3. 若需要进行精液细菌培养，或HIV检测的男科学实验室，应该获得省、市临床检验中心生物安全评估的Ⅱ级实验室，或所在机构设有生物安全Ⅱ级实验室。

二、人员要求

1. 所在机构必须配备至少1名男科检验人员，且必须为检验或相关专业毕业，并经卫生部相关培训基地或男科学检验培训合格后，方可从事男性精液检测工作。

2. 实验室人员应掌握男性生殖医学基本理论与技术，了解辅助生殖技术的相关适应证。

三、开展的相关技术

1. 建立精液标本的采集与转运制度。

2. 建立评估观察精液液化、外观、体积、黏稠度、pH值的相关技术。

3. 建立显微镜初检初步评估精子密度、精子活力、非细胞成分和精子凝集相关技术。

4. 建立显微镜复检评估精子存活率、改良巴氏精子染色法及形态学分析技术。

5. 建立精子包被抗体试验。

6. 可选择进行计算机辅助精液分析（computer-aided sperm analysis，CASA）、低渗肿胀试验（HOS）、精液培养、附性腺功能的生化测定（如前列腺、精囊和附睾的分泌功能试验）等。

7. 可进行下列研究试验　如精浆活性氧检查、人卵透明带结合试验、精子顶体反应的相关试验或计算机辅助精子形态学分析等技术。

8. 男科学实验室的管理与质量控制　男科实验室要建立内部质量控制和外部质量控制体系，实验室负责人要定期对实验结果的可信度进行质量控制评估，以保证精液分析结果的准确性。

9. 建立精液分析报告的相关规定。当精液密度低于$1\times10^6\sim5\times10^6$/ml时，应显微镜下肉眼观测，出具精液分析报告。每份检验报告都应经第二位工作人员核实签名后发出，应保留电子档案或纸质记录检验结果。

10. 应建立实验室管理制度、仪器使用制度。

11. 精液标本为生物危险品，应建立保障实验室人员安全的规章制度。

四、仪器配置

除配备精液分析的常用耗材和试剂外，可配置下列仪器。

1. 相差显微镜，应包括10×、20×、40×的相差物镜，100×的油浸物镜。

2. 恒温水浴箱和恒温平台。

3. 计算机精液分析系统。

4. 水平离心机，离心力达到 8000g 以上。

5. 二氧化碳培养箱。

6. 冰箱。

7. 超净工作台。

推荐配备液氮罐，用于精液标本的保存。

第五节 辅助生殖血清激素检测实验室的设置及要求

辅助生殖技术中排卵监测、控制性超排卵都需要进行快速、准确的血清激素检测，有条件的生殖中心可以建立血清激素检测实验室。血清激素检测实验室的设置如下：

1. 选址 无特殊要求，但应为安全运行、清洁和维护提供充足的空间。

2. 面积 一般为 20～30m^2。

3. 室内设计 按常规生化实验室设计。

4. 设备要求 血清激素检测实验室应配备检测仪器（化学发光法全自动分析仪或时间分辨法分析仪，或酶联免疫检测仪）、电脑、打印机、水浴箱、离心机、加样器等仪器设备。

第六节 技术人员基本要求

人类辅助生殖实验室的技术人员除具备生命科学技术人员的基本要求外，必须具备以下基本条件：

1. 平稳行走和精细的双手运动功能，以保证生殖标本安全转运和精确操作。必须具备正常的颜色分辨能力。

2. 不得患有可能威胁配子和胚胎安全的疾病，各类传染病携带者、各类传染病患者、各类感染性创面者不得进入实验室工作。

3. 技术人员进入生殖实验室前须更换隔离衣，带隔离帽和口罩，更换隔离鞋。应当防护好头发、口鼻、袖（裤）口。手术洗手后，经风淋（或实验室过渡间）入室。有视力障碍者须佩带视力矫正镜，不使用各种挥发性化妆品，以避免化学物质对胚胎的毒性作用。

第十一章　实验室质量控制

第一节　胚胎培养环境的质量控制

质量控制是为达到所有操作步骤的一致性和稳定性而为每一个操作步骤制订的质量操作规范。质量控制实验是指为了检测物质（培养基、耗材等）是否达到质量标准的检测性实验。IVF 实验室质量控制可分为两大方面：一是对接触配子和胚胎的耗材、培养基进行质控实验，以决定是否采用这些耗材及培养基；二是实验室应有严格的操作制度及管理制度，避免因不恰当的操作造成的失误。

一、实　验　室

1. 准备工作　工作前半小时检查空调运行状态，开启超净工作台、热台、热板、空气净化设备。工作前半小时测试所有培养箱的 CO_2 浓度、温度，操作台面和热板的温度。培养箱的 CO_2 浓度波动超过 0.5%要及时校正。操作台面和热板温度需要根据季节变化及时调整。

2. 空气记录　每天记录实验室的温度、湿度及其变化，以及异常情况，如异味、装修、大范围消毒、毒气泄漏事件等。

3. 清洁　保持工作区台面、地面的清洁。每天工作结束时用清水或 75%乙醇擦拭工作台面，并湿式拖地。同时注意擦拭实验室的各个平台、各种设备、回风口、风淋等。墙壁、顶棚、灯管、灯架、空气净化设备净化器滤网、空调滤网均应定期清洗。

4. 空气培养　每月定期对取卵室、胚胎移植室、培养室和精液处理室进行空气培养。

5. 检修　每年对胚胎培养室层流系统和实验室设备检修一次。

二、培　养　箱

1. 使用前准备　培养箱初次使用前温度应为 37～40℃，开机状态下持续 10～15 天后方可使用。

2. 用气/水 CO_2培养箱应采用高纯度的CO_2，培养箱使用无菌蒸馏水，每2周更换一次。

3. 消毒 定期消毒培养箱，建议每4周消毒一次。消毒时拆取培养箱内所有的钢架，消毒液擦洗后用无菌蒸馏水冲洗，高压灭菌消毒，培养箱内壁采用75%酒精擦洗，消毒后的培养箱应开机2～3天后才能使用。

三、培养气体

实验室培养箱所用的氧气、氮气、二氧化碳气体必须为医学专用气体，不能使用工业气体。各种气体需要经过0.22μm的过滤膜过滤后方可进入培养箱，过滤膜需定期更换。

四、培养皿及其他耗材

培养皿及其他耗材到货后立即清点、核对，记录到货时间、耗材名称、编号、批号、数量、单价、发票号码、收货人等，使用前必须检查包装是否完好无损和有效期，不使用过期用品及包装破损用品。对产品质量有疑问时，立即停止使用并及时报告设备科和医院感染管理部门，检测其消毒效果。每周清理培养皿及其他耗材，并合理安排使用。同一批号的培养皿和耗材需要通过质控实验（详见第十一章第二节）后方可使用。

五、培养液

1. 登记 培养基到货时需立即清点、核对，记录到货时间、试剂名称、编号、批号、数量、单价、发票号码、收货人等，并注明冷藏品到货时冰块有无融化。

2. 保存 培养基配制完成后，置4℃保存。所有不含蛋白质的培养液在2～8℃条件下保存至有效期。添加了蛋白或蛋白替代物的培养液在37℃、6%CO_2的培养箱中最多保存3天。试剂分装后在各分装瓶上做明显标志，标明名称、有效期、分装时间，并用封口膜密封瓶口。自行配制的培养基及准备的矿物油在4℃保存时间不超过4周。

3. 使用前准备 培养基使用前必须平衡。平衡方法：使用前一天下午根据需要做成微滴（盖矿物油）或直接加入35mm培养皿或四孔培养皿内，不同培养基的pH要求不同，放入5%～6%CO_2培养箱平衡备用，含有HEPES的培养基放入不通CO_2气的培养箱内平衡。研究显示，培养基平衡1小时即可达到平衡，置于培养箱时间不超过72小时，否则将增加氨基酸分解，氨产生增加，不利于胚胎生长。

4. 保质期　准备妥当的矿物油及培养基应在有效期内使用，若超过有效期，培养基品质，即培养基内的化学物质和内毒素均会发生改变，影响胚胎培养。

第二节　培养系统质量控制的方法及指标

一、精子存活实验

1. 原理　精子存活实验是通过检测活动精子数和精子活力来评价培养基是否适合胚胎培养，是应用精子的活动力检测潜在的胚胎毒素，利用精子作为生殖细胞的反应性检测环境中的不良因素。但精子的细胞结构不同于卵子和胚胎，其敏感性及其与胚胎的相关性仍值得质疑。

2. 意义　人精子存活实验可用于检测胚胎体外培养环境的潜在毒性，仓鼠精子存活实验也被用于检测培养基以发现潜在的毒素，其优点是只需要4～6小时的培养，而不像人精子存活实验需要培养数日。但是关于该实验的应用价值尚缺乏足够的临床资料。

3. 方法　对照组为已证明无细胞毒性的试剂，质控组为待测的试剂，两组各加入5×10^{6}/ml处理后精子，室温下培养，48小时后观察，如果对照组精子存活率≥70%，质控组存活率达到对照组的80%或以上，则通过测试。目前这一实验有的中心已延长至5天，延长培养时间能够提高质量控制实验的灵敏度。

二、鼠胚实验

1. 意义　目前最广泛用于培养基成分、培养基和耗材检测的生物学方法是着床前鼠胚实验（MEA）。用鼠胚检测人胚胎培养基目前尚有争议。培养条件与鼠胚龄呈负相关，即单细胞鼠胚对培养基毒素更敏感；与鼠种有关，近亲交配鼠和它们的F1杂交鼠的敏感度较低，非近亲交配鼠对环境因素更敏感。去除透明带能进一步提高胚胎培养环境检测和对内毒素的灵敏度。

2. 用途　鼠胚实验在许多检测耗材、培养基潜在胚胎毒性方面具有临床意义（包括各种管、手套等）。美国食品药品管理局（FDA）认证的一些鼠胚实验方法可用于检测原材料、培养基和矿物油中的胚胎毒素。

3. 方法　取小鼠卵子和精子进行体外受精，取出受精卵，放入待检测的培养基微滴中培养，观察胚胎的早期生长情况并记录。第5天鼠胚囊胚形成率大于80%，培养基达质控标准。为了克服不同鼠的个体差异，应将收集的鼠卵平均分配到各个处理组。另一个更敏感的指标为计数囊胚的细胞数。有效的鼠胚实验是在含清蛋白的培养基中从合子期开始培养24小时，之后在完全无蛋白的培养基和无氨基酸的培养基中继续培养72小时。使用无蛋白的培养基的理论基础是血清或清蛋白可以与培养基中存在的毒素，例如重金属离子形成螯合物。培养基中的蛋白质可以掩盖培养基毒性因素。

三、CO_2及温度

定期校正温度计、渗透压仪和CO_2浓度测试仪等设备。每天记录包括实验室内外的温度和湿度、培养箱CO_2浓度和温度，记录显示值和检测值，两者相差0.5%时需要校正。培养基应该在相同的CO_2浓度下培养过夜后再测定pH值。pH值应在可以接受的范围内波动，否则应丢弃该培养基。但是每一次测定应用多个标本来检测，因为同一个标本从培养箱中取出的不同时间对pH值的影响较大。如果可能，应由一名技术人员检测所有的标本，而且应该在标本从培养箱取出后尽快进行检测。

四、其他方法

1. 渗透压实验 自行配制的试剂使用前必须检测渗透压，同一标本应在可接受的范围内波动。如果一批培养基的渗透压在可接受范围外，应该丢弃，重新配备。

2. 内毒素测定 检测内毒素最常用的方法是鲎变形细胞溶解实验。该实验的理论根据是酶的生物活性。内毒素测定应由专门的技术检测部门进行。

3. 警戒监测 上述质量控制实验过程都非常耗时，超过了大多数IVF中心的接受能力。应该充分认识到无论精子存活实验还是鼠胚实验都不能完全代替人类胚胎，不能全面检测出对人类胚胎有影响的因素。所有IVF培养基质量控制的最终目的是保障培养基能够支持人类胚胎生长。但是，很显然使用人类胚胎进行这样的实验不符合伦理要求。所以在IVF实验室内使用胚胎发育的警戒监测不仅有必要，而且应被视为质量控制系统的一部分。

利用胚胎发育的警戒监测，需要根据实验室的经验确定各项指标的正常值，例如根据前一年的总结结果确定IVF受精率、ICSI受精率、卵裂率、可移植胚胎率、着床率、临床妊娠率等，如果出现上述指标下降超过2个标准差，提示系统中某些环节出现问题，需要临床和实验室共同分析和总结。

第十二章　实验室单项技术

第一节　精液分析和处理

精液分析是生殖评价的重要手段之一。但是，男性精液存在多变性，研究中确定精子生殖潜能存在许多技术和理论困难，所以对男性精液的评价必须慎重对待。这要求精液分析必须按照一定的程序和要求进行。

精液分析的参数和实验众多，可分为常规分析和功能试验。根据临床实际应用情况和解释临床意义的价值不同，以下实验作为临床推荐。

标准项目：精液常规（液化、外观、体积、黏稠度、pH 值、精子密度、精子活率、精子形态）、精子包被抗体试验（免疫珠试验），可选择试验：精浆生化检测、多重精子缺陷指数计算、精子低渗膨胀试验、人精子地鼠卵母细胞试验、计算机辅助精子分析等。

一、精液标本的收集和管理

1. 精液采集　精液标本在禁欲后 2～7 天收集，手淫法完整采集，不能遗漏。手淫取精困难者，可使用专用避孕套。避免性交中断法取精，因为有可能射精最初部分精液丢失。精液采集前洗手。如果采集的精液用于治疗或微生物检查，取精前需清洗阴部。记录患者姓名、禁欲时间、精液采集日期和时间、精液检查日期和时间、标本的完整性和取精的困难程度。

2. 采集容器　精液收集在广口的玻璃、瓷质或塑料容器内。容器要求无毒。如果精液标本用于一般检查，容器清洁、干燥即可；如果用于受孕治疗或微生物检查，容器除了要求无毒外，还须无菌。在进行治疗和微生物检查用取精时，应交代取精者避免污物污染精液。

3. 采集地点　精液采集地点最好在实验室附近，以便标本转运。取精室应当清洁，时常消毒，并有清洗条件。治疗和微生物检查用取精的取精室还必须要建立相应的无菌条件。

4. 精液转运　精液取出后应当在 1 小时内送达实验室。如果发现精子活动力异常，则精液应当尽快送达实验室。精液取出后在检查前的转运和观察中，温度不宜大幅度变化，应保持在20～40℃之间。

5. 精液标本管理　精液标本应当具有明确的患者身份标识，以免出错。治疗用精液标本应放置在无菌的环境中。微生物检查标本精液取出后按微生物标本要求送检。精液可能具有一定的生物学危害，可能携带有一些病毒，如人免疫缺陷病毒（HIV）、肝炎病毒、疱疹病毒等，应当慎重对待，需制定相应的防护制度。残余标本须按照医疗垃圾相关的规定处理。

二、精液常规分析

（一）肉眼检查

精液检查应当在取精后60分钟内进行。

1. 外观和液化　在精液排出后，要观察精液的颜色、均匀程度、液化情况。一般精液在15分钟左右完成液化，不超过1小时。如果1小时不液化，则用巴氏吸管机械吹打，或加入菠萝蛋白酶（1g/L）后机械吹打，以人工液化。这些操作可能影响到精液的其他指标，应当在报告中注明。

未液化的精液为灰白色胶冻状，色泽可以不均匀。液化后为均匀的灰白色液体。如果液化后的精液内有小的透明胶样凝块，为正常现象。当精子密度很低时，精液较透明；血精可为红色；黄疸和服用某些维生素（如维生素B_2）时，精液可呈黄色。

2. 精液量、黏稠度、pH值　使用容量器测定精液量。检查精液的黏稠度时，将一玻璃棒插入精液，提起玻璃棒，观察拉丝长度。通常情况下拉丝长度不超过2cm。由于黏稠度过高可以影响精子的活力、密度和表面抗体的检查，当精液黏稠度过高时，可以按精液异常液化中介绍的方式处理。测量精液pH值时须采用精密pH试纸，试纸的测定范围在6～8之间为宜。正常精液的pH值为7.2或以上。无精子患者的精液pH值小于7时，可能存在射精管堵塞或双侧输精管先天缺如。

（二）显微镜检查

1. 精子密度　计数前，应当充分混匀待检标本，精子经56℃、15分钟灭活。精子密度检查可以采用初步估计和精确计数两种方法。

2. 初步估计　取10μl精液置载玻片，覆盖22×22mm盖玻片，使之自然重力下沉覆盖精液，避免气泡。将标本在显微镜×400倍下检查。每视野精子数×10^6，约为精子密度。

3. 精确计数　采用血细胞计数器计数时，根据初步估计结果进行稀释，使计数的精子密度在1×10^6～10×10^6范围内，以3×10^6～5×10^6为宜。采用精子计数池计数时（如Makler Chamber或Microcell），可使用精液原液进行检查，但准确性和精确度略差。精子密度正常值为 20×10^6/ml 以上；精子总数为 40×10^6/一次射精以上。如果镜下没有精子，须经过 3000rpm 离心 15 分钟，检查沉淀有无精子，才能做出无精子的判断。

4. 精子活力　精子活力检查在 20～40℃环境中进行，以 36℃为佳。可按精子密度初步估计的制片方法制片后检查或用精子计数池直接检查。采用单精子分级方法进行评价（表 12-1）。计数 200 个以上精子进行评价。应当注意，检查精子活力的时间不可过长，活动精子有向检查视野集中的趋势。

表 12-1　单精子分级方法评价精子活力

级别	特征	判断
a	快速前向运动，即 37℃下运动速度≥25μm/s（约相当于精子尾长度的 1/2），20℃下运动速度≥20μm	正常值：a 类精子≥25%，或 a+b≥50%
b	慢速或呆滞的前向运动	
c	非前向运动（<5μm/s，相当于精子头长度）	
d	不动	

由于进行活力分级时精子的运动给活动精子的计数带来一定的困难，在活力检查时可以采用改良的方法：将待检精液取出部分灭活，用精子计数池计数，得出精子总密度（N_1）。用未灭活的部分精液，计数 c+d 类精子的密度（N_2）。活性精子（a+b）的百分率（R）为：

$$R=(N_1-N_2)/N_1\times100\%$$

5. 非精子细胞成分　精液中可有一些其他细胞，包括上皮细胞、前列腺细胞、生精细胞和白细胞，它们统称为圆细胞，一般 $<5\times10^6$/ml。判断白细胞需要进行过氧化物酶染色或应用免疫细胞化学进行 CD45 检测。前者的结果略低于后者。精液中白细胞 $<1\times10^6$/ml，以中性粒细胞为主。

6. 精子存活率　指精液中存活精子的百分率。常采用的方法是伊红染色和精子低渗膨胀试验。不染色精子和膨胀精子为存活精子。计算存活率时，计数精子必须达 200 个以上。

7. 精子形态

（1）标本制备：生理盐水洗涤精液后取精液 5～20μl（精子密度 $>20\times10^6$/ml 时，取 5μl；$<20\times10^6$/ml 时，取 10～20μl）置载玻片上，将另一载玻片面向下覆盖于精液上，使精液在两载玻片间扩散，轻拉使两片分开，即制备出两张涂片。自然干燥。洗涤前精液 56℃灭活有利于避免误差。

（2）镜下记数：涂片后的载玻片置于显微镜×400 倍镜下观察，每个视野至少有 40 个精子，且没有精子成团或重叠。

(3) 染色：精子染色通常采用改良巴氏法、Shorr 染色法和快速染色法。这里介绍较适合临床的快速染色法。以含 0.18mg%二芳基甲烷的甲醇固定15 分钟，含 100mg%氧杂蒽的叠氮钠防腐液处理 10 分钟后，以磷酸缓冲液处理 5 分钟，流水冲洗，自然干燥待检。

(4) 精子形态分析在×100 倍油镜下进行。采取严格精子形态学标准进行判断。只有头、颈部和中段、尾部都正常的精子才能认为是正常形态的精子。计数至少 200 个精子，计算正常形态精子所占比率。正常值为>15%。

8. 计算机辅助精子分析（computer-aided sperm analysis，CASA） 是常用的精液分析辅助手段。其高精确性、客观性和量化指标是其在精液分析中具有特殊优势的原因。但是，由于图像识别技术和判断等因素的限制，其缺陷也十分明显。误差主要来自于图像中设定识别为精子的灰度、精子的大小、校正精子与非精子误判的校正率。另外，显微镜下图像的景深也影响计算机识别精子，影响结果。使用 CASA 分析精子，须严格遵循设备和软件的相关规定。精子密度以 $25\times10^6\sim50\times10^6$/ml 为宜，过高应稀释，密度过低以手工检查为妥。视野的选择要具有代表性，分析的精子数不少于 200 个，跟踪精子的时间不少于 1 分钟。同时，须进行严格的质量控制。

三、精子功能分析

1. 副性腺功能生化检验 副性腺功能可以通过一些精液生化检测反映（表 12-2）。

表 12-2 常见的精液生化结果与意义

项目	正常参考值	意义
锌	≥2.4μmol/射精	前列腺分泌
柠檬酸	≥52μmol/射精	前列腺
酸性磷酸酶	≥200U/射精	前列腺分泌
果糖	≥13μmol/射精	精囊腺的分泌功能
肉毒碱	(56±191.63)nmol/L	95%来源于附睾
α-葡糖苷酶	≥20mU/射精	附睾功能
甘油磷酸胆碱	0.85mmol/L	附睾功能

2. 低渗膨胀试验 活精子细胞膜是半渗透膜，在低渗条件下精子尾部发生膨胀，用以判断精子是否存活。方法：1ml 膨胀液（枸橼酸钠 25mmol/L，果糖 75mmol/L 水溶液）37℃预热后，加精液 0.1ml，混匀后 37℃孵育 30 分钟（不超过 120 分钟），然后用相差显微镜观察精子。计数 200 个精子，计算

尾部膨胀精子百分率。精子膨胀有时表现为精子尾部卷曲，判断结果时也应当考虑。正常值为>60%。

3. 免疫珠试验　当精子表面覆盖有抗体时，可用直接免疫珠试验检测。当精浆、血清存在抗精子抗体时，可用间接免疫珠试验。虽然间接免疫珠试验不完全属于精液检查的范畴，由于实验原理一致，这里一并列出。

（1）直接免疫珠试验：通过共价键将兔抗人IgA/IgG抗体结合在聚丙烯酰胺微粒（免疫珠）上，与反复洗涤后的精子孵育，显微镜下观察与微粒结合的精子。

（2）间接免疫珠试验：将血清、精浆和经菠萝蛋白酶处理的宫颈黏液与洗涤后的正常精子孵育，再按直接免疫珠试验方法观察精子与免疫珠结合的情况，以检查血清、精浆和宫颈黏液内是否存在抗精子抗体。

通过计数200个活动精子，计算黏附免疫珠的精子所占的百分率。如果免疫珠仅黏附于精子的尾尖部，则该精子不计算为黏附精子。免疫珠黏附率超过50%者具有临床意义。记录抗体类型（IgA或IgG）。

4. 人精子-地鼠卵母细胞试验　选用金黄地鼠，将精子与去透明带地鼠卵混合培养，以精子穿透卵膜进入卵细胞为指标，进行精子受精能力的检测。主要是检测精子与卵细胞膜融合功能。目前尚缺少公认的正常值。一般认为，穿卵率超过40%～80%以上，提示精子具备受精能力，<15%时，精子可能有受精障碍。

本试验受到许多生物个体差异的影响，必须进行严格的质量控制。采用同一标本重复10次检测，批内误差在15%以内。应用冷冻精子测得批间误差需小于25%。冷冻精子标准品的值偏离均数2个标准差时，实验应重做。

5. 诱发顶体反应测定　生理状态下，顶体反应发生在与精子结合后的透明带上。用钙离子载体诱发顶体反应后，对精子顶体状态评估，借以鉴定顶体反应障碍。

由于本实验体系不同于生理状态下的顶体反应条件，其意义具有一定的局限性。顶体反应率<10%提示可能存在顶体反应异常。10%～15%提示可能顶体反应正常。如果对照管顶体反应超过20%，说明发生了过早的顶体反应。

为了保障质量，每次实验必须有阳性质控标本。如果重新配制染色剂，须与旧染色剂进行交叉实验。

四、精液处理

人类辅助生殖技术临床应用和一些精子分析，常常必须从精液中分离活性精子。这里介绍常用的活性精子分离方法。精子培养液可为10g/L人血清蛋白的培养液（BWW液、HTF、Ham's F10液或Earle's平衡盐溶液）。分离的方法有上游法和梯度离心法。前者用于精液相对较好状态下的精子制备，后者精子回收率较高，可用于精液质量不理想精子的制备。

1. 上游法 取10ml试管一只，加精液1ml，上方分层加培养液2ml。倾斜45°，37℃孵育45～90分钟后，取上层液1.5ml，加培养液5ml，300g离心10分钟，去上清液。培养液重新精子悬浮，调整恰当密度后应用。

2. 非连续梯度离心法 使用的分离剂包括PureSperm，SuperSperm（NidaCon Labs，Gothenburg，Sweden），Isolate（Irvine Scientific，NidaCon，Santa Ana，CA，USA）等。取15ml试管一只，由底部向上分别分层加80% PureSperm 3ml，40% PureSperm 3mg，精液1～2ml。500g离心15～20分钟，去上部液体，保留底部沉淀。用3ml将沉淀洗涤、离心后，培养液调整沉淀精子至适当密度待用。

第二节 卵子的收集及评估

一、卵母细胞的回收

（一）试剂准备

试剂包括卵泡冲洗液、卵子漂洗液、卵母细胞培养液，由基础培养液（如HTF）和添加剂配制。不同实验室的添加剂各不相同，一般包括抗生素、人血清蛋白（或各种血清替代品）、肝素等。液体配制后须在72小时内使用。

1. 卵泡冲洗液 通常是简单的盐缓冲液（如PBS，或HEPES缓冲的HTF），添加有40U/ml肝素钠。卵泡冲洗液如添加青霉素，患者须进行青霉素皮试。

2. 卵子漂洗液 HEPES缓冲的简单盐缓冲液，加5～10mg/ml人血清蛋白或5%～10%血清代用品（SSS）。

3. 卵母细胞培养液 常采用以HTF为基础的简单盐缓冲液。其中添加10～20mg/ml人血清蛋白或10%～20%血清代用品（SSS）。

（二）液体平衡

HEPES或PBS为pH缓冲的液体配制后，使用前须在密闭的条件下37℃平衡6小时以上。以CO_2/HCO_3^-为缓冲系的液体使用前须在开放的条件下于5%CO_2、37℃、95%湿度的培养箱内平衡6小时以上。为了保持实验中卵子培养环境的稳定性，配液完成后，以CO_2/HCO_3^-为缓冲基础的液体，可按实际培养需要将试剂放入培养皿后平衡（详见本节“培养皿准备”）。

（三）培养皿准备

1. 洗卵皿准备 取直径35mm或相似型号培养皿2～3个，各放置卵子漂洗液2ml，37℃保温。

2. 卵母细胞培养皿准备

（1）常规培养：常用的培养皿有4孔或5孔培养皿、直径为35mm的培养皿。加入适量卵母细胞培养液后，于5％CO_2、37℃、95％湿度的培养箱内平衡6小时以上。

（2）液滴培养：取直径35mm或60mm的培养皿，以适当的间距点放卵母细胞培养液滴，用矿物油覆盖，同上条件平衡6小时以上。

二、卵母细胞收集与评估

（一）用品和操作环境

1. 带有透射光源的解剖显微镜、5～30倍可变放大。

2. 保温设备 包括试管保温架、保温平台（或桌面培养箱）、显微镜保温平台。

3. 用品 巴氏吸管、培养皿。

4. 试剂 卵泡冲洗液、卵子漂洗液和卵母细胞培养液。

5. 环境 百级净化区。

（二）卵母细胞收集和培养

1. 找卵 吸取的卵泡液或卵泡冲洗液应当保温。尽快将卵泡液或卵泡冲洗液倒入直径为100mm或60mm的培养皿内。肉眼初步识别卵冠丘复合体（oocyte corona cumulus complex，OCCS）后，再显微镜下证实并进行卵子评估（详见本节“OCCS识别与卵子评估”）。

2. 洗卵和培养转移 尽可能去除OCCS过多的颗粒细胞后，将OCCS移入洗卵皿中漂洗后，转入卵母细胞培养皿。置5％CO_2、37℃、95％湿度的培养箱。

（三）OCCS识别与卵子评估

1. 肉眼识别 OCCS大小不等，从肉眼不可见到30μl不等（直径约3mm），肉眼观察到的OCCS为蛋清样。如果水平摊开OCCS，其间可见白色卵点，即为卵母细胞、透明带和放射冠所在。

2. 解剖显微镜识别 见颗粒细胞、其间密集的放射冠，以及被放射冠包绕的透明带和卵母细胞。如果将OCCS在皿底摊平，有时可见透明带和卵母细胞，30倍以上放大时甚至可见卵母细胞生殖泡和第一极体。但这种操作有可能损伤卵母细胞，应当避免。

3. OCCS评估　按卵丘细胞、放射冠细胞、生殖泡、第一极体等可对OCCS的成熟度进行分级，以下即为其中一种分级方法：

Ⅰ级：卵母细胞非常不成熟。卵子外周细胞紧密包绕卵子。有时通过倒置显微镜可以见到卵母细胞生殖泡。卵母细胞有时经过24小时以上培养可以成熟。

Ⅱ级：卵母细胞不成熟。放射冠细胞紧密包绕卵母细胞周围，与外周颗粒细胞形成约相当于5个卵子直径的OCCS细胞团。如果可以观察到卵母细胞结构，其生殖泡消失，但不见第一极体。卵母细胞有时经过12～24小时培养可以成熟。

Ⅲ级：卵母细胞为理想的成熟状态。放射冠细胞仍然包绕卵母细胞，但呈明显的放射状排列。OCCS细胞松散，团块大，容易展开。但要注意，有时外周细胞在取卵中丢失，可能使OCCS外观较小。如果能观察到卵母细胞结构，可见第一极体。此时的卵母细胞适于受精。

Ⅳ级：卵母细胞为过熟状态。放射冠细胞从卵母细胞周围脱落，只有少量黏附于卵母细胞周围。OCCS较多，但仍然为细胞性。在这个时期，有时OCCS由于折光的原因在卵母细胞周围形成深色的区域，就像放射冠重新形成一样。卵母细胞常常可以观察，为苍白的球状。

黄素化：非常苍白，常难以发现。OCCS裂解，只有少量胶样细胞团黏附在卵母细胞周围。由于受精相对较迟，卵母细胞常常不受精。

闭锁：颗粒细胞呈碎片，卵子色黑，常常难以确定。

第三节　受　　精

一、常 规 IVF

（一）培养液的准备

1. 体外操作液　如M-HTF液＋10％母血清/SSS/HAS。

2. 体外受精液　如HTF液/G-IVF＋10％母血清/SSS/HSA。

3. 胚胎生长培养液　如P1液/Quinn's卵裂培养基/G1.3＋10％母血清/SSS/HSA。

4. 矿物油　如采用微滴培养，需准备无胚胎毒性的矿物油。

所有操作液和矿物油应在使用前一天用无菌试管分装，或按需配制于培养皿中，根据不同培养基要求置于5％CO_2培养箱中，其中含有HEPES的M-HTF等培养液只需加温，无需平衡，旋紧盖子即可。

（二）IVF 的受精操作

1. 检查精子获能状态　将预处理好的精子滴片观察，以精子出现“超活化”状态为获能较好。

2. 卵子处理　将经过约 3～4 小时培养的 OCCS 移入体外受精液。如 OCCS成熟度差，可培养 12～24 小时。

3. 受精　向含有 OCCS 的受精培养液中加入精子，建议终浓度为 100 000～500 000/ml。

4. 培养　将培养皿移入 5%CO_2、37℃、95%湿度的培养箱。

5. 去颗粒细胞　精卵共培养 16～20 小时后，使用直径约 130μm 的毛细管反复吹打，去除外包于卵子的卵丘放射冠颗粒细胞。然后将卵子移入胚胎生长培养液。

6. 受精评价　观察受精卵的原核、极体及细胞质，评估受精状况（详见本章第四节“胚胎培养”），然后迅速将培养皿移入培养箱。如所有卵均未受精，应检查精子与透明带结合的情况，受精液滴中精子是否活动？活力如何？是否存在精子凝集现象？是否存在极体？如不行补救性 ICSI，可将这些未受精的卵再培养一天并观察。

7. 核对与记录　每次将配子及合子、胚胎转移容器时都要详细核对患者姓名及丈夫姓名（容器上的标注及相关记录单），记录加精的时间、加精的浓度等操作过程，操作全过程由证人监督，操作者和证人签名。受精后记录受精情况，操作者和证人签名。

二、ICSI

卵细胞浆内单精子注射（intracytoplasmic sperm injection，ICSI）技术使精卵细胞无需经历复杂的受精过程，便能相互融合，形成受精胚胎。相比常规体外受精与胚胎移植，ICSI 极大地降低了对精子数量、活力及受精能力的要求，使长期以来一直困扰不孕不育临床的重度少精、弱精、畸精、阻塞性无精等男性因素不育，以及不明原因的 IVF 受精失败获得了有效的治疗手段。

（一）ICSI 指征

1. 重度少精子症　在三次精液检查中，两次精子密度小于 5×10^6/ml。

2. 重度弱精子症　在三次精液检查中，两次 a+b 级精子比率小于 15%。

3. 重度畸精子症　按严格精子形态学标准，在三次精液检查中，两次正常形态精子比率小于 5%。

4. 少、弱、畸精子症　在三次精液检查中，两次下列指标中有两项符合标准者：精子密度小于 20×10^6/ml、a+b 级精子比例小于 50%、正常形态精子率(严格精子形态学标准)小于15%。

5. 精子处理后，a+b级精子少于1×10^6/ml。

6. 附睾或睾丸精子 先天性双侧输精管缺如、输精管结扎复通失败、输精管炎性梗阻等阻塞性无精子症和部分睾丸功能低下者等。

7. 未成熟卵母细胞体外培养（IVM)、冻融卵子和PGD周期。

8. 不明原因的前次IVF受精失败或受精率小于30%者。

除上述指标之外，部分中心术前进行的患者精子功能和免疫学试验结果对ICSI的选择也有一定的指导意义。

（二）ICSI显微操作过程

1. 精子处理 无论是射出的精子还是从附睾采集的精子均可采用离心洗涤法和密度梯度分离法制备，睾丸活检或穿刺获得的睾丸组织，在含HEPES的M-IVF培养液中碎化后，也可通过洗涤和梯度分离获取。具体方法详见第十二章第一节“精液分析及处理”。

2. 卵子准备 ICSI前需去除卵子周围颗粒细胞。卵子收集后2小时，将OCCs在透明质酸酶溶液中培养1分钟，转移至M-IVF培养液后，用直径130μm的吸管轻柔吹打，去除卵丘和放射冠颗粒细胞。

3. 卵母细胞成熟度评价

（1）GV期：有明显的核，无极体。

（2）MⅠ期：无核，无极体。

（3）MⅡ期：无核，一个极体。

（4）闭锁：退化卵细胞。

将MⅡ期卵母细胞转移至IVF培养液，5%CO_2，37℃培养箱待ICSI。

4. 显微注射

（1）培养液准备

1）体外操作培养液，如M-HTF、GMOS等，含HEPES，加血清替代品（如15%SSS，5%HSA）后37℃培养箱复温。

2）受精培养液：如7.5%SSSHTF、5%HSA IVF-30等，用前5%CO_2，37℃培养箱内过夜。

3）透明质酸酶溶液（0.5～1mg/ml透明质酸酶M-IVF培养液)，用前37℃复温。

4）5%～10%PVP体外操作培养液，用前复温。

5）无胚胎毒性矿物油，5%CO_2，37℃培养箱内过夜。

（2）ICSI培养皿准备

1）在ICSI培养皿的中心滴2滴5μl PVP体外操作培养液，一滴用于平衡和清洗注射针，另一滴用于精子制动。另加 6～10 滴 5μl 体外操作培养液微滴，覆上矿物油。

2）向一个 PVP 滴中加入 1～2μl 处理后的精子。若精子活力差，可将精液加入一个 M-IVF 培养液微滴中。

（3）安置注射系统

1）低倍镜下，一侧安装固定针，使尖端水平。一侧安装注射针，尖端可略向下。转高倍镜，将注射针与固定针调至同一平面。

2）将 ICSI 皿置于台面，PVP 滴边缘聚焦，注射针反复数次吸取 PVP 清洗。固定针也可用 PVP 清洗。

（4）ICSI 步骤

1）取 6～8 个卵子，移出 CO_2 培养箱，在体外操作培养液中平衡后，移至体外操作培养基滴，选择 MⅡ行 ICSI。

2）聚焦于平衡用 PVP 滴边缘，降低注射针，挤压精子尾部制动后，将精子从尾部吸入注射针，移至含卵细胞的微滴。

3）用固定针吸取卵细胞，使极体处于 6 点或 12 点钟位置，将精子移至注射针尖，在 3 点钟位置行精子注射：注射针在行卵细胞膜穿刺同时，负压抽吸，至卵细胞膜破裂，然后精子注入卵细胞浆内。注射针退出后，去负压，移走固定针，并观察卵细胞有无损伤。

4）注射针经 PVP 平衡滴清洗后，重复上述 ICSI 步骤。

5）注射后，卵细胞经受精培养液数次漂洗后，转入受精培养液中，CO_2 培养箱孵育。

（5）观察受精、胚胎分裂情况和胚胎移植同 IVF。

（三）注意事项

1. 不同来源的精液处理

（1）新鲜射出精液：对少、弱精者采用密度梯度离心法处理精子。对严重少、弱精者可将液化后的精液加入 1～2 倍的培养液混匀后离心（1000rpm×10 分钟），留沉淀待用。

（2）冷冻保存的精液：解冻后，采用密度梯度离心法处理精子。

（3）附睾精子：一般采用微量密度梯度离心法处理。如果精子混有的血细胞及组织碎片少，且活力好，可采用上游洗涤等方法，甚至不加处理。

（4）睾丸精子：使用针头对睾丸组织曲细精管进行分离，去除黏附的血块、杂质，然后划破并挤压曲细精管，使精子被分离出来，最后收集含精子的洗涤液，直接离心取沉淀或密度梯度离心法处理，寻找成熟活动精子用于 ICSI。多余的附睾、睾丸精子及组织应冷冻保存。

2. ICSI局部区域空气洁净程度建议为千万级层流标准，ICSI台面要严格控制温度等。

3. ICSI前应检查显微操作系统管道的密封和内部液体流动的通畅情况，消除阻塞和液体流动的滞后现象。

（四）不同源性精子ICSI结局

ICSI的结局除与女性年龄、子宫容受性、卵细胞的成熟度，注射针对卵膜、卵浆的机械性刺激，精子尾部细胞膜的损伤等因素有关外，还与不同源性精子有关。已有证据表明活力很低或无活动精子、复合无定型头部或体部异常精子、睾丸成熟障碍精子等用于ICSI，其受精率、卵裂率、优质胚胎率、妊娠率、着床率、新生儿出生率等指标均可能会下降。同时，由于ICSI逃脱了人类受精的自然选择过程，存在将导致各类精子异常的遗传因素传递给后代的风险。患者对上述情况术前应充分知情，必要时，患者应先行染色体等遗传学检查。

第四节 胚胎培养

一、胚胎培养

1. 培养液的配制　体外操作液、体外受精液、胚胎生长培养液、囊胚培养液、矿物油等的准备同本章第三节常规IVF。

2. 卵裂期胚胎的培养　将去除颗粒细胞后的受精卵用新鲜胚胎生长培养液漂洗，移入胚胎生长培养液中，第一天观察受精，第二天或第三天取出观察卵裂情况并给每个胚胎评分，记录，整个观察过程应有证人，最后由操作者和证人分别签字。

（1）第一天受精情况观察：建议在400倍下观察，有双原核且在卵周隙内存在两个极体的胚胎为正常受精的胚胎，单原核、3个或以上多原核、无原核的卵则判为异常受精或不受精，详细记录观察时间及受精卵的其他特殊情况（如透明带异常，卵细胞浆折光性、空泡，极体数目、有无碎裂等），观察者、记录者签名。单原核的卵母细胞应在2～6小时内重新观察，以确定它们的原核状况。约25%的单原核合子在第二次检查时会显示出第二个原核。真正单原核合子通常卵裂慢，常停滞于卵裂早期。如果本周期没有正常受精的双原核合子，来源于常规体外受精的单原核合子的胚胎可在医患充分沟通，患者夫妇知情的情况下考虑移植。

（2）第二、三天观察胚胎发育情况，详细记录细胞数，卵裂球均匀程度，碎片及细胞核情况，并可进行评分。

选择评分最高的2～3个胚胎（35岁以下，第一次助孕，仅可选择2个胚胎）进行移植，其他多余的可移植胚胎进行冷冻保存。

所有观察均应有详细记录，观察者，记录者（证人）签名。

3. 囊胚培养　囊胚培养有助于筛选出优质胚胎进行移植，提高 IVF 的效率，降低多胎发生。以往曾采用胚胎与输卵管上皮细胞或子宫内膜上皮细胞共培养的方法培养囊胚，但目前商品化的序贯培养液可大大简化囊胚培养的过程，培养效率及囊胚获得率也有较大的提高。

目前可以获得的商品化的序贯或囊胚培养基有：Quinn's advantage blastocyst medium（SAGE）、G2.3（VitroLife）、MultiBlast（Irvine）等。用前也应平衡过夜。囊胚培养建议用三气（5%CO_2、5%O_2 及 90%N_2）培养箱。

二、胚胎评分标准

1. 原核期胚胎评分　目前有多种原核期胚胎评分模式，但均依照类似的原则：合子中核的位置、大小、排列及核内核仁的数目、大小和分布。其他标志包括细胞质的外观和发育为 2 细胞胚胎的进程。对原核形态的评估应在受精后16～18小时和 20～24 小时向 2 细胞阶段进展时进行。

（1）初始的 1～5 级分级法

1 级：两原核具有相同数目的核仁排列于原核的结合部，核仁数一般为 3～7个。

2 级：两原核具有相同数目的核仁，且在同一原核中的核仁大小相等，仅一个原核中的核仁排列于原核结合部，而另一原核中的核仁分散排列。

3 级：合子的两原核中核仁的数目及大小相同（3～7 个），且均分散排列于两原核中。

4 级：合子的两原核中核仁的数目不等（相差 1 个以上）和（或）大小不等。

5 级：合子中有前核且不分散，未排成一列，核的大小差别很大，或未位于合子的中央部位。

（2）修订的合子评分系统：Z-评分。

Z1：即上述 1 级。

Z2：即上述 3 级。

Z3：即上述 2 级和 4 级，此外，有一个原核中核仁过大或过小也归入 Z3。

Z4：原核分离且核仁分散，或上述 5 级。

Z-评分系统易于使用，评分速度快（图 12-1）。

原核期胚胎评分的意义：①可以作为选择移植胚胎的最初的判断标准，而第 3 天或第 5 天的胚胎形态是进一步选择移植胚胎的标准，两者具有高度统一

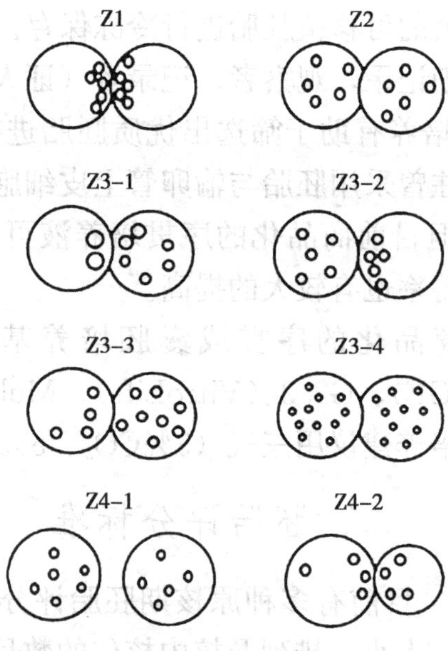

图 12-1 原核的评分

性；②用于选择可以冷冻保存的胚胎；③可以帮助决定某位患者的胚胎能否继续培养至囊胚阶段，还是在第 3 天移植。

2. 卵裂期胚胎评分

（1）第 2～3 天的四级评分法

1 级：胚胎发育速度正常，卵裂球均匀、数目均等，细胞质均一、无空泡，碎片不超过 5%。

2 级：胚胎发育速度正常，卵裂球均匀或大致均匀，数目均等或大致均等，细胞质均一、无空泡，碎片占 5%～10%。

3 级：胚胎发育速度大致正常，卵裂球不均匀/均匀、数目不均等/均等，细胞质中有少量空泡，碎片少于 15%。

4 级：胚胎发育速度异常，卵裂球不均匀、数目不均等，细胞质不均一、有大量空泡，碎片占 10%～50%。

1 级和 2 级统称为优质胚胎；1、2、3 级统称为可移植/可冷冻胚胎。

（2）第 3 天的五级评分法

1 级：≥8 细胞，碎片＜10%，良好的细胞间接触，无多核卵裂球。

2 级：≥8 细胞，碎片占 10%～20%，或缺乏良好的细胞间接触，无多核卵裂球。

3 级：6～7 细胞或 8 细胞，但有 20%碎片，或卵裂球大小不均，无多核卵裂球。

4 级：＞8 细胞或 4～6 细胞，或 8 细胞，碎片＞20%，或卵裂球大小不均或有多核卵裂球。

5级：<4细胞或大量碎片，或半数卵裂球为多核。

3. 囊胚评分 每个囊胚均可根据发育和膨胀率得到一个总体的数字评分。

1级（良好）：第5天时充分膨胀或孵化。

2级（适宜）：第6天时充分膨胀或孵化，而第5天时适度膨胀。

3级（中等）：第6天时适度膨胀，而第5天时早期空腔形成。

4级（不良）：第6天时早期空腔形成，而第5或6天时形成桑葚胚。

增加以下两个按字母排列的分级评分：前一个：内细胞团（ICM）；后一个：滋养外胚层（TE）。

A级（良好）：细胞数目多，伴有良好的细胞/细胞间黏附作用。

B级（中等）：细胞数目较少，伴有较差的细胞/细胞间黏附作用。

C级（不良）：不存在清晰可见的内细胞团（ICM）细胞；稀疏，颗粒状的（退行性变?），和（或）细胞数目少的滋养外胚层（TE）

例如：第6天时，质量良好，充分膨胀，且伴有良好的ICM和完整性良好的TE的胚囊，所得到的评分应为2AA。第5天时，充分膨胀且伴有极佳的TE，但不存在ICM的胚囊，得到的评分应为1CA。

第五节 移植和冻融胚胎的选择

（一）移植胚胎的选择

常规IVF时，如果不存在正常受精的双原核合子，来源于单原核合子的胚胎可考虑用于移植。来源于ICSI的单原核合子，即使以后可“正常”发育，不建议用于移植。

如果采用4级或5级分级，第3天的1～3级胚胎均可用于移植，但对于第3天的4细胞胚胎，如果第2天为2细胞且无多核现象，第3天发育至4细胞，卵裂球均匀且细胞质透亮，无或仅有5%左右碎片的4级胚胎，如无更好胚胎可供移植，可以考虑移植。其他类型的4级及5级胚胎一般不建议移植。

不建议移植伴随多核现象的胚胎。然而，如果没有“正常的”胚胎可供移植，可在医患充分沟通且签署知情同意的情况下考虑移植有多核现象，但多核卵裂球不多且发生较迟的胚胎。

单个胚胎的“额外的”特征亦需要加以注意，如细胞质的质量（颗粒性）、多核细胞的出现及空泡，这些特征可使植入率减低，因此只有不存在正常胚胎时才可将这些胚胎用于移植。发育停滞于第2～3天的胚胎，已死亡或细胞结构不清、碎片过多以至无法分级的胚胎亦不应用于移植。

（二）冷冻胚胎的选择

胚胎冷冻前，需认真对胚胎进行筛选，预测其发育潜能及冷冻保存的预后，以便将来获得较高的成功率。

1. 原核期胚胎　选择冻存的原核期胚胎通常必须有完整的透明带和两个清晰的原核，避开原核迁移至融合的这一段时间。因为在原核迁移期间，原核内物质与微管系统对温度的敏感性较高，容易造成染色体的散乱，这个阶段进行冷冻会影响胚胎的存活。精确的选择冷冻时间对原核期胚胎的冷冻至关重要，一般最好在受精后20～22小时内冷冻。

2. 早期分裂胚的选择　选择1～3级胚胎、细胞碎片小于20%的胚胎进行冷冻。卵裂球不均匀和碎片较多都会影响冷冻效果。

3. 囊胚的选择　选择第5天或第6天的囊胚冷冻，囊腔形成并可见活性良好的滋养细胞，内细胞团清晰可见。

（三）冻融胚胎的选择

卵裂期胚胎可在移植当天解冻，应检查透明带的完整性，卵浆的透亮程度，崩解/受损卵裂球比例应<50%。如果有50%以上的卵裂球受损，应解冻其他胚胎。也可培养过夜，如果至少有一个卵裂球发生进一步卵裂，胚胎可用于移植。<50%卵裂球受损的胚胎在复评与移植前至少应培养1小时，以了解其是否存活。

因囊胚常在解冻后高度收缩，故评价其是否存活较为困难。一般应粗略地评估其细胞崩解、透明带的完整性，且应在培养1小时后复检。复检的关键是检查囊胚腔是否复膨，如果囊胚腔复膨，应选择此胚胎移植。如囊胚腔未复膨，但培养2小时后囊胚仍存活，此囊胚也可移植。

第六节　胚胎辅助孵化

透明带在受精与胚胎发育过程中发挥重要作用。在自然妊娠过程中，胚胎进入子宫腔后必须从透明带中孵出，否则可能影响胚胎着床。人类胚胎经体外培养和操纵可能发生透明带增厚，导致胚胎从透明带中孵出困难。辅助孵化是指人工在透明带上开孔或减薄透明带的厚度，使囊胚容易从透明带中孵出。一般认为该技术可提高部分不孕夫妇的胚胎着床率。目前辅助孵化有酸化法、机械法、激光法和酶消化法。

1. 酸化法　主要适用于卵裂胚胎，操作比较简单，不需特殊的仪器设备，缺点是Tyrode's酸可能因改变胚胎体外培养环境的pH值，影响胚胎发育。操作步骤：

(1) 低倍镜下找到需要做辅助孵化的胚胎，固定胚胎。

(2) 用辅助孵化针吸取 Tyrode's 酸，选择卵裂球间隙较大或有碎片的区域，以 Tyrode's 酸溶解约 20～30μm 范围的透明带。

(3) 用培养基冲洗胚胎几次，放回培养箱至胚胎移植。

2. 机械摩擦法 主要适用于卵裂胚胎，优点是不需要特定的仪器，避免了胚胎体外培养环境的化学变化，缺点：操作较复杂，操作时间过长可能影响胚胎发育潜能。操作步骤：

(1) 倒置显微镜找到卵裂球与透明带处的最大间隙，固定胚胎，将其固定在 12 点或 6 点钟位置。

(2) 将显微辅助孵出针从 1 点或 5 点钟位置穿过卵裂球与透明带的间隙，以穿刺针带动胚胎移动到固定针的一侧，在固定针上摩擦切割透明带。

(3) 转动胚胎，与第一切割口垂直重复上述操作，形成“+”切口。

(4) 继续培养 1～2 小时后进行胚胎移植。

3. 激光法辅助孵化 适用于从 2PN 到囊胚期的胚胎，在倒置显微镜下完成：

(1) 低倍镜下找到需要做辅助孵化的胚胎。

(2) 转换物镜至专用激光镜头。

(3) 选择透明带与卵裂球间间距较大或碎片较多的地方进行。

(4) 不穿透透明带，采用减薄的方法便可起到辅助孵化的效果，减薄范围约 30μm。

(5) 将辅助孵化后的胚胎转移入移植培养基中备用。

4. 酶消化法 适用于卵裂胚胎和囊胚期胚胎，因为需将胚胎在含有消化酶的培养基中培养 1 天，可能影响胚胎体外培养环境，目前极少采用。操作步骤：

(1) 将细胞期胚胎转移到含 1.0mg/ml 蛋白酶 E 或 0.1mg/ml 蛋白酶 K 的 0.5%HAS 培养基中，培养 1 天后移入培养基+蛋白酶 E 中，在 5%CO_2 培养基中继续培养 1 天，选择胚胎移植。

(2) 将早期和扩张期囊胚转移到 10U/ml 蛋白酶中，37℃条件下孵育 1 分钟。在透明带完全消失前，将胚胎转移到新鲜培养基中，洗涤 2 次，继续培养数小时后移植回子宫腔。

第七节 胚胎冷冻及解冻

胚胎冻融是通过低温使暂不使用的胚胎细胞代谢中止，使用前再通过复温使胚胎恢复生机状态的胚胎保存方法。胚胎冻融包括冷冻、保存、解冻复苏三个过程。胚胎冻融适用于以下情况：在IVF-ET周期中获得的胚胎数多于移植所需；在IVF-ET周期中有可能发生严重的卵巢过度刺激综合征而不宜胚胎移植；胚胎移植时插管困难者；胚胎活检后等待诊断结果者；发生感染或本周期不适合移植的其他情况；捐赠的科研用胚胎。这些情况下可以将剩余的可移植胚胎冻存，以备以后再次移植。

对于胚胎冻融而言，冷冻保护剂决定了降温操作的方法，也决定了胚胎解冻的程序、解冻的配方，同时也决定了胚胎冷冻过程中胚胎的包装。胚胎冷冻有两种方法。一是程序冷冻，是一种缓慢的降温方法，依赖于特制的设备；二是速冻法，又称玻璃化冷冻。本节介绍常用的程序冷冻法。

一、胚胎的程序冷冻

胚胎的程序冷冻方案众多，但原则相同。保护剂有细胞外保护剂（如蔗糖、血清蛋白、聚乙二醇等）和细胞内保护剂（丙二醇、二甲亚砜等）。在降温程序上，不同的温度范围采用不同的降温速率，使外周逐步结冰，保护剂浓度逐步升高，最终使胚胎细胞脱水，避免胚胎细胞周围和细胞内冰晶形成，达到冷冻过程中保护胚胎的作用。这里介绍其中一种方案。

1. 仪器与试剂

（1）仪器设备：程序冷冻仪。

（2）试剂：常用的试剂有丙二醇、蔗糖和人血清蛋白。用PBS配制成I-V液（表12-3）。现有商品化的冷冻保护液和解冻液可直接使用。

表12-3 胚胎程序冷冻试剂的配制

	丙二醇（M）	蔗糖（M）	血清蛋白mg/ml
Ⅰ	0	0	20
Ⅱ	1.5	0	20
Ⅲ	1.5	0.1	20
Ⅳ	0	0.5	20
Ⅴ	0	0.2	20

2. 胚胎脱水与包装 操作在室温下进行。

（1）取Ⅰ、Ⅱ和Ⅲ液各0.5～1ml分别放入培养皿中。

（2）将胚胎在溶液Ⅰ中洗涤。

（3）转移至溶液Ⅱ中停留10分钟。

（4）转移至溶液Ⅲ中停留3分钟。

（5）装入直径1mm冷冻麦管。贴好标签，放入程序冷冻仪内。

胚胎包装程序见图 12-2

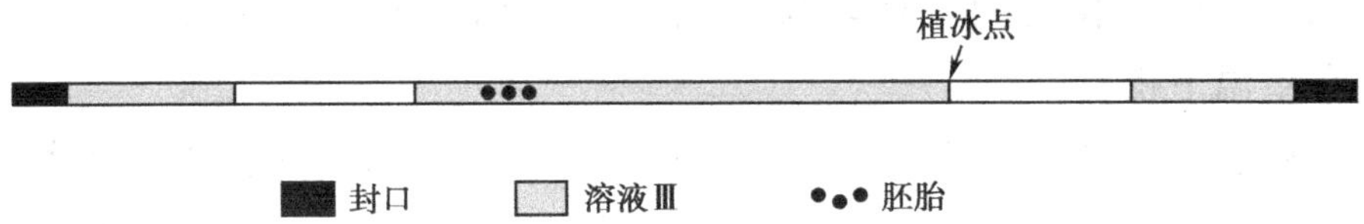

图 12-2　胚胎包装示意图

3. 胚胎降温的程序见表 12-4。

表 12-4　胚胎降温的程序

步骤	起始温度	降温速率	终点温度	停留时间	操作
1	24℃	2℃	－6℃	1mim	植冰
2	－6℃	0℃	－6℃	9mim	
3	－6℃	0.3℃	－32℃		
4	－32℃	0.2℃	－36℃	2mim	
5	－36℃	1℃	－75℃	1mim	
6	－75℃	自由降温	＜－100℃		液氮罐内

4. 胚胎保存　程序运行结束后，立即投入液氮保存并登记放置的位置。保存期间，须时常检查液氮罐内液氮水平，确保胚胎浸泡于液氮内。虽然没有确定胚胎可以保存的最长期限，但我们推荐胚胎保存期限以不超过 5 年为宜。

5. 胚胎解冻

(1) 取出冷冻麦管，空气中停留 15 秒后，在 30～35℃水浴中摆动 1 分钟。

(2) 剪断麦管，将胚胎依次移入Ⅳ液 10 分钟，Ⅴ液 10 分钟。

(3) 将胚胎在Ⅰ液内洗涤 8 次，每次 1 分钟。每次洗涤后须更换吸管。

(4) 将胚胎转移到胚胎培养液内，放置于 5%CO_2、95%空气、37℃培养箱内待用。

6. 胚胎移植　胚胎移植可以在解冻 2 小时后进行。移植方法同新鲜胚胎移植。

二、冷冻胚胎评估与注意事项

胚胎冻融损伤主要来源于：冻融过程中细胞内外的水分形成冰晶损伤细胞膜和细胞器；冷冻保护剂的高渗损伤、化学毒性；冻融过程的低温损伤。所有的冷冻和解冻方案，包括冷冻保护剂的配方、操作程序都是围绕着降低这些损伤进行的。不同的保护剂、不同的设施，其冷冻程序各不相同。在冷冻和解冻过程中，必须严格遵循冷冻体系确立的程序进行。

冷冻保护剂对胚胎的毒性随温度增高而增加。因此，在有保护剂的情况下，宜在室温下操作。

温度剧变对于胚胎是不利的。在胚胎冷冻前，建议将Ⅰ液在培养箱内平衡后与胚胎同时取出培养箱，使两者温度同时下降。这样，在胚胎转移到Ⅰ液并进入室温操作的过程中，可以保持胚胎温度平稳下降到室温。

在程序冷冻过程中，应保障降温过程按设定的程序进行。应确保电源不中断，否则冷冻将失败。在胚胎升温解冻过程中，特别是温度通过冰点（−30℃以上）时，应当尽可能加快升温速度，以防再结晶发生。

植冰是程序冷冻的重要环节，需要准确把握。

将胚胎移入麦管的过程中，胚胎应尽可能远离植冰点。否则容易发生脱水不全，胚胎损伤。

目前还没有判断胚胎是否具备冷冻价值的标准，一般认为对于3天龄的胚胎细胞数达到或超过4细胞、胚胎分级1～2者冷冻效果较好。

胚胎经过冻融后必然发生损伤。但移植时将损伤控制在何种范围内还没有统一的意见。一般认为，如果细胞损失50％以上时，胚胎应当放弃。

第八节 植入前遗传学诊断

植入前遗传学诊断的实验室技术包括以下步骤：

一、胚 胎 活 检

选择合适的方法进行胚胎活检，目前国际上应用最广的方法是在受精后第3天，应用酸、PZD、激光打孔等方法活检获得单卵裂球。

二、标 本 处 理

检测植入前胚胎染色体是否异常的单卵裂球需经过固定处理。操作程序为：

1. 准备低渗液（1％NaAc，6mg/ml牛血清蛋白），固定剂（0.01N HCl/0.1％吐温-20）和新鲜3∶1甲醇/冰醋酸。

2. 在体视镜下，将活检的单卵裂球在含血清的培养基中漂洗一次，将细胞移入低渗液中5分钟，可见细胞膨胀。

3. 将细胞吸出后移入干净的玻片上，从一侧缓慢加入固定剂（0.01N HCl/0.1％吐温-20），置室温中干燥。

4. 在上述固定剂挥发将尽时，缓慢加入约 0.1ml 的新鲜甲醇/冰醋酸固定剂（在镜下观察，此时可见细胞质明显减少）。玻片气干后，在荧光显微镜下确定单卵裂球的位置，记录坐标。

5. 50～60℃烤片 2 小时，即可进行荧光原位杂交（fluorescent in situ hybridization，FISH）。

三、遗传学诊断

标本处理后，应用 FISH 或者 PCR 技术进行诊断。FISH 主要针对染色体异常，PCR 主要针对单基因遗传病。

1. 基于 FISH 的操作程序

（1）按照公司的操作说明书配制探针混合液，有时购买的探针可以直接使用。

（2）杂交前将含探针的杂交混合液于 75℃变性 7 分钟，立即置冰中待杂交。

（3）将标本置于 70℃的变性液（70％甲酰胺/2×SSC）中变性 2 分钟，取出立即置-20℃的 70％、90％和 100％乙醇中脱水各 2 分钟。

（4）原位杂交：取 5μl 已变性的探针加到已变性的标本上，盖上盖玻片，用封口胶（cement）封片，置于湿片盒中 37℃杂交过夜。

（5）杂交后洗脱：从湿片盒中取出玻片，去掉封口胶和盖玻片，将玻片置于 50％甲酰胺/2×SSC 洗 2 次，每次 5 分钟，0.1×SSC 洗 2 次，每次 5 分钟，0.05％吐温-20/4×SSC 洗 1 次，5 分钟。稍干后置 70％、90％和 100％乙醇中脱水各 2 分钟。气干。

（6）信号检测：用 4′，6-二脒基-2-苯基吲哚（DAPI，0.5μg/μl）复染，10 分钟后置荧光显微镜下观察，拍摄。

2. 基于 PCR 技术的诊断程序

（1）洗涤细胞并将它们转移入 PCR 管。建议卵裂球在转入 PCR 管之前至少应用无菌移液管洗涤两次，是否在显微操作下转移卵裂球都可以。

（2）PCR protocols——可使用一系列的 PCR 扩增和分析技术

1）巢式 PCR（nested PCR）。

2）推荐使用荧光 PCR，因其灵敏度可提高几个数量级，且单轮荧光 PCR 可减少因 PCR 管间转移可能产生的污染和误诊。

3）推荐使用多重 PCR，因为该技术可以同时扩增突变位点和连锁或非连锁标记，可以更好地鉴别等位基因脱扣（ADO）和发现污染。多重 PCR 可以使用一般引物和荧光标记引物。当增加连锁标记时，要关注是否存在重组。

(3) PCR 结果分析

1) 在应用于临床前，各个诊断实验室应设定关于污染、扩增效率及 ADO 发生率的最低阈值。

2) 分析前，每个 PCR 样品应当非常明确，并按预先确定的次序放置，DNA 对照及分子量标记的排列次序要恒定。

3) PCR 结果应备份、以便以后查看，应当签字并有相应的质控记录。

4) 结果应当由两个独立的人员判定，如果结果冲突，应由第三者来审定。如果不能得到一致的意见，相应的胚胎不能用于移植。

5) 分析结果应当由适当资质的人员审核和签发。

6) 出具书面报告。应当给 IVF 组一个书面报告，以确保移植正确的胚胎。

四、选择正常胚胎移植

根据 PGD 的结果，选择正常的胚胎移植，移植方法与常规 IVF 相同。

五、注意事项

1. 单细胞固定时，掌握低渗操作和固定的时间特别重要，单卵裂球很容易丢失。

2. 杂交过程、洗脱过程及结果观察全过程要尽可能地避光。

3. 杂交完后要尽快地观察结果。

4. 对于重复序列的探针（例如着丝粒探针），杂交时间可以在 4 小时内完成，对于位点特异性探针，杂交时间一般应该过夜。

5. 严格控制变性和杂交的温度。

第十三章 实验室特殊情况处理

一、胚胎培养室的安全

细菌、病毒和真菌均可污染培养液，病原体可来自血清、精液、采卵过程和实验室的环境，故供精人工授精前必须对精液和供体进行微生物或感染的检查，精液和胚胎冷冻时必须避免微生物污染液氮。

（一）术前微生物的筛查

1. 建议对所有进行 ART 治疗的妇女筛查 HIV、梅毒、乙肝表面抗原（HBsAg）、风疹病毒、弓形虫。配偶需要筛查 HIV、HbsAg 和梅毒。

2. 如果培养液中使用患者血清而且预计要冷冻胚胎，那么血清必须符合血库标准，即 HIV、HBsAg、HCV 和梅毒阴性。

3. 筛查性传播疾病如淋病、衣原体一般应在有指征的情况下进行，如输卵管疾病、宫颈炎和脓精症。阳性结果者需要事先治疗。

（二）培养液污染的来源

1. 血清的污染　应避免使用供体血清，因为还有很多病毒未发现，如非 A、非 B、非 C 肝炎病毒，也应避免使用胎牛血清，因为不能除外病毒感染。

（1）如果用供体的血清制备培养液，应符合血库的标准，筛查 HIV、HBsAg、HCV、CMV 和梅毒。

（2）在冷冻保存胚胎或卵母细胞时，应检查冷冻卵母细胞或胚胎供体的 HIV、HBV、HCV 和梅毒，以免污染液氮。阴性结果最长一年内有效，超过一年需要重新检查。

2. 来自卵泡液的污染　在阴道穿刺时，卵泡液也可能被污染，但发生率低，为减少消毒剂毒性作用，故一般不主张消毒阴道，可用无菌生理盐水反复冲洗。

3. 来自精液的污染　男性尿道常常有微生物寄居，如需氧和厌氧菌、酵母菌、生殖道支原体（解脲脲原体和人型支原体）。也能见到致病菌和潜在致病微生物，如淋球菌、沙眼衣原体、滴虫等。用上游法和密度梯度离心法处理精液后微生物可能依然存在，如果存在耐青霉素和链霉素的微生物，这些细菌可以在培养液中快速生长。一般认为无症状的泌尿生殖道感染无常规使用抗生素的必要，只有脓精症和有明确生殖道感染病史的患者才应进行抗菌治疗。

4. 来自实验室环境的污染

(1) 使用层流柜可以避免来自实验室环境对培养液的污染，垂直流比水平流安全。

(2) 地板和仪器可用0.5%的次氯酸或酚消毒，紫外线能产生臭氧，故不主张常规使用。

(3) 应用高质量的一次性的组织培养器皿。如果使用玻璃器皿，应按照组织培养的要求进行清洗。建议定期清洗和消毒开放水系统的培养箱，培养箱的水中应加入 $CuSO_4$ 或两性霉素 B，可防止真菌生长。

5. 污染的发生率和细菌的种类 大肠杆菌、酵母菌和真菌是最常见的污染菌。一旦发现污染，应进行细菌学检查以发现致病菌。如果发现细菌和酵母菌污染，应对使用的精液进行微生物学检查。革兰阴性杆菌污染，如大肠杆菌、变形杆菌、克雷伯杆菌（*Klebsiella*）、假单胞菌（*Pseudomonas*），污染源几乎总是来自精液。酵母菌特别是假丝酵母菌也来自精液，还可来自卵泡液。真菌，如曲霉菌、青霉菌，一般来自培养箱或培养室环境。

6. 污染的处理

(1) 如果污染来自精液，应进一步检查确定男方是感染还是带菌者，再次行 IVF 前用抗生素治疗，在培养液中加上其他非胚胎毒性的抗生素。对反复精液污染者可实施 ICSI。

(2) 发现培养液细菌污染时，卵母细胞和胚胎通常已经退化；但酵母菌或真菌污染时，常可见存活的胚胎。一般不考虑移植污染的胚胎。对污染较轻者，可试用含不同抗生素的培养液清洗，如次日无细菌生长，胚胎质量好，可考虑移植；继续有细菌生长，则放弃移植。

（三）供体的精液污染

当使用供体精液时，必须检查精液是否为微生物携带者。不主张使用新鲜精液，供体精子必须冷冻 6 个月后再复查 HIV。建议检查以下细菌和病毒：尿道拭子检查淋病、沙眼衣原体，血 HIV、乙肝病毒、丙肝病毒、梅毒螺旋体。也可筛查巨细胞病毒、B 族溶血性链球菌、单纯疱疹病毒、解脲脲原体和人脲原体等。

（四）使用酶治疗的安全性

处理精液的 α-淀粉酶和 ICSI 用的透明质酸酶通常来自动物，存在病原菌污染的可能性，建议使用无病毒和蛋白酶传染性因子的制剂，如来自细菌和 DNA 基因重组技术的酶。

（五）冷藏的污染

当冷藏胚胎时，要防止微生物对液氮的污染，包括不同标本间的交叉污染，除做好各试剂、容器的无菌筛查，严格无菌操作过程外，建议将 HIV、HBV、HCV 携带者的胚胎与其他胚胎冷藏在不同的液氮储存罐内。

二、其他安全性方面

（一）培养液的质量

制备 IVF 培养液要用高质量的产品，水的质量也是十分重要的，制备后测定渗透压，化学分析 Na^+、K^+、Ca^{2+}、葡萄糖等，可供选择的生物学检查方法为精子存活试验或鼠胚生长试验。如果换用新试剂或产品，进行生物学控制检查更为重要，以排除对胚胎的毒性。对每一个批号的试剂都应记录相应的结果，以便及时发现问题。

（二）IVF 实验室

只有工作人员才能进入实验室。工作之余应锁门，存有胚胎或精子的贮存罐应安全加锁，清洁房间时培养箱也应上锁。

（三）应急系统

所有实验室都有不间断电源和 CO_2 供应，培养箱与应急系统连接，CO_2 钢瓶与备用系统连接，有些实验室的培养箱还与自动更换备用 CO_2 钢瓶的系统相连，所有的 CO_2 培养箱都应有报警系统，液氮的水平也应有相应的定期检查或电子监控系统。

（四）防止配子或胚胎的混淆

每一个中心都有防止出现这种错误的办法，但是有一些基本的法则必须遵循。首先要做好试管、培养皿的标记，包括夫妻双方的姓名；同时取卵时，对来自不同患者的卵应该分别拣卵；应与临床医师交流取卵的情况、移植的时间等；移植时特别注意核对夫妻双方的姓名；冷冻时，应该两人进行核对。最重要的是从事胚胎工作的人员应该非常仔细。

为了防止精液的混淆，取精后应由夫妻双方确认，对取精困难需要在院外留取精液或怀疑精液来源者，建议保存精液样本以备查询。

第四篇　人类精子库

第十四章　人类精子库设置及基本要求

第一节　建立人类精子库的目的

1. 辅助生殖　人类精子库冷冻精液用于辅助生殖，在伦理原则规范下，可以大大提高辅助生殖技术应用的生物安全性。

2. 优生　对于近亲结婚或男方有遗传病家族史的夫妇，冷冻精液为其提供了一种可供选择的优生方法。

3. 生殖保险　人类精子库可为有需求的男性提供生殖保险服务。

4. 生殖医学研究　建立人类精子库，为生殖医学、生殖伦理和心理学，以及精子库相关实验技术、档案管理等方面的临床和基础研究提供平台。

第二节　人类精子库的伦理原则

为了促进人类精子库安全、有效、合理地采集、保存和提供精子，保障供精者和受者个人、家庭、后代的健康和权益，维护社会公益，人类精子库必须遵守以下伦理原则。

一、有利于供、受精者的原则

1. 严格对供精者进行筛查，精液必须经过检疫方可使用，以避免或减少出生缺陷，防止性传播疾病的传播和蔓延。

2. 严禁用商业广告形式招募供精者，要采取社会能够接受、文明的形式和方法，应尽可能扩大供精者群体，建立完善的供精者体貌特征表格，尊重受者夫妇的选择权。

3. 应配备相应的心理咨询服务，为供精者和自冻精者解决可能出现的心理障碍。

4. 应充分理解和尊重供精者和自冻精者在精液采集过程中可能遇到的困难，并最大可能地给予帮助。

二、知情同意的原则

1. 供精者应是完全自愿地捐献精液，并有权知道其精液的用途及限制捐献精液次数的必要性（防止后代血亲通婚），应签署书面知情同意书。

2. 供精者在心理、生理不适或其他情况下，有权终止捐献精液，同时在适当补偿精子库和冷冻费用后，有权要求终止使用被冷冻保存的精液。

3. 进行自精冷冻保存者，也应在签署知情同意书后，方可实施自精冷冻保存。医务人员有义务告知自精冷冻保存者采用该项技术的必要性、目前的冷冻复苏率和最终可能的治疗结果。

4. 精子库不得采集、检测、保存和使用未签署知情同意书者的精液。

三、保护后代的原则

1. 医务人员有义务告知供精者，对其捐献精液出生的后代无任何权利和义务。

2. 建立完善的捐献精液使用管理体系，精子库有义务在匿名的情况下，为未来人工授精后代提供有关医学信息的婚姻咨询服务。

四、社会公益原则

1. 建立完善的供精者管理机制，严禁同一供精者多处捐献精液并使5名以上妇女受孕。

2. 不得实施无医学指征的X、Y精子筛选。

五、保密原则

1. 为保护供精者和受者夫妇所出生后代的权益，供者和受者夫妇应保持互盲，供者和实施人类辅助生殖技术的医务人员应保持互盲，供者和后代应保持互盲。

2. 精子库的医务人员有义务为供者、受者及其后代保密，精子库应建立严格的保密制度并确保实施，包括冷冻精液被使用时应一律用代码表示、冷冻精液的受者身份对精子库隐匿等措施。

3. 受者夫妇以及实施人类辅助生殖技术机构的医务人员均无权查阅供精者真实身份的信息资料，供精者无权查阅受者及其后代的一切身份信息资料。

六、严防商业化的原则

1. 禁止以盈利为目的的捐献精液行为。捐献精液是自愿的人道主义行为，精子库可以对供者给予必要的误工、交通和其所承担的医疗风险补偿。

2. 人类精子库只能向已经获得卫生部人类辅助生殖技术批准证书的机构提供符合国家技术规范要求的冷冻精液。

3. 禁止买卖精子，精子库的精子不得作为商品进行市场交易。

4. 人类精子库不得为追求高额回报降低捐献精液质量。

七、伦理监督的原则

1. 为确保以上原则的实施，精子库应接受由医学伦理学、心理学、社会学、法学和生殖医学、护理、群众代表等专家组成的生殖医学伦理委员会的指导、监督和审查。

2. 生殖医学伦理委员会应根据上述原则对精子库进行监督，并开展必要的伦理宣传和教育，对实施中遇到的伦理问题进行审查、咨询、论证和建议。

第三节 人类精子库的准入标准

一、机构设置条件

1. 人类精子库必须设置在持有《医疗机构执业许可证》的综合性医院、专科医院或持有《计划生育技术服务执业许可证》的省级以上（含省级）计划生育服务机构内，其设置必须符合《人类精子库管理办法》的规定。

2. 在中国人民解放军医疗机构中设置人类精子库的，中华人民共和国卫生部颁布的《人类辅助生殖技术管理办法》和《人类精子库管理办法》规定，由所在省、自治区、直辖市卫生厅局或总后卫生部科技部门组织专家论证评审、审核，报中华人民共和国卫生部审批。

3. 中外合资、合作医疗机构必须同时持有卫生部批准证书和原外经贸部（现商务部）颁发的《外商投资企业批准证书》。

4. 人类精子库必须具有安全、可靠、有效的精子来源；机构内如设有人类精子库并同时开展人类辅助生殖技术，必须严格分开管理。

5. 设置人类精子库必须获得卫生部的批准证书。

二、工作部门设置及人员要求

（一）工作部门设置

根据人类精子库的任务，下设 4 个工作职能部门：

1. 精液采集部门　筛选供精者，采集精液。

2. 精液冷冻部门 精液冷冻与保存。

3. 精液供给部门 受理用精机构的申请、审核其资格并签订供精合同和供给精液。

4. 档案管理部门 建立供精者及用精机构人工授精结局的反馈信息等档案管理制度和计算机管理系统。

（二）工作人员要求

1. 人员配置 精子库至少配备5名专职专业技术人员，人员构成如下：

（1）配备1名具有高级专业技术职称、从事生殖医学专业的执业医师。

（2）配备1名具有医学遗传学临床经验的中级以上职称的技术人员。

（3）配备实验技师2名，要具备男科实验室操作技能，并熟悉世界卫生组织精液分析标准程序、生物细胞冷冻保存有关的知识及冷冻保存技术，掌握传染病及各类感染，特别是性病的检测及其他临床检验知识和技能。

（4）配备管理人员1名，具有计算机知识和操作技能，并有一定管理能力。

2. 工作人员行为准则

（1）具备良好的职业道德，遵守职业纪律，遵循医学伦理，一切从精液供、受者利益出发，文明礼貌服务。

（2）努力学习，刻苦钻研业务，引进、消化与吸收先进科学技术，不断提高理论水平和专业技术能力，促进人类精子库的不断发展。

（3）严格操作规程，确保技术质量。

（4）自觉遵守国家法律、法规，认真贯彻执行《卫生部关于修订人类辅助生殖技术与人类精子库技术规范、基本标准和伦理原则的通知》，严格遵守人类精子库的各项规章制度。

（5）由于人类精子库工作的特殊性，要求各人员在自己岗位上必须尽职尽责、高效优质完成各项工作。

（6）秉公办事，廉洁自律，不以医谋私；爱护公物，勤俭节约。

（三）场所和设备要求

1. 人类精子库各种工作用房的规模

（1）供精者接待室使用面积15平方米以上。

（2）取精室两间（每间使用面积5平方米以上），有洗手设备。

（3）人类精子库实验室使用面积40平方米以上。

（4）标本存储室使用面积15平方米以上。

（5）辅助实验室（进行性传播疾病及一般检查的实验室）使用面积20平方米以上。

（6）档案管理室使用面积 $15m^2$ 以上。

2. 人类精子库仪器设备配制基本标准

（1）能储存 1 万份精液标本的标本储存罐。

（2）程序降温仪 1 套。

（3）34L 以上液氮罐 2 个。

（4）精子运输罐 3 个以上。

（5）37℃恒温培养箱和水浴箱各 1 台。

（6）超净台 2 台。

（7）相差显微镜 1 台。

（8）恒温操作台 1 套。

（9）离心机 1 台。

（10）电子天平 1 台。

（11）加热平台及搅拌机各 1 台。

（12）计算机 1 台及文件柜若干个。

（13）冰箱 1 台。

（14）纯水制作装置 1 套（或所在机构具备）。

（15）精液分析设备。

3. 人类精子库或其所在机构必须具备染色体核型分析的技术和相关设置。

第四节　人类精子库的制度化管理体系

一、专 业 管 理

人类精子库必须对精液的采、供进行严格管理，并建立供精者、用精单位反馈的受精者妊娠结局及子代信息的计算机管理档案库，控制使用同一供精者的精液获得成功妊娠的数量，防止血亲通婚。

1. 建立供精者筛选和精液采集、冻存、供精、运输的流程。

2. 按流程顺序做好记录。

3. 做好档案管理　精子库档案管理应设专用计算机、设密码专人管理，所有资料应备份，文字资料放置整齐有序，注意防火、防盗和保密。人类精子库资料应永久保存。

4. 严格控制每一位供精者首次最多只能为 5 名不育妇女提供冷冻精液，待受者妊娠结局信息反馈后，再以递减方式（再次提供的受者人数＝5 名受者－其中已受孕人数）决定下一轮发放的数量，以确保每一供精者的精液样本最多只能使5名妇女受孕。

5. 精子库必须将供精者的主要信息，如姓名、年龄、身份证号和生物学特征的标志等上报精子库中央信息库，予以备案。

6. 精子库必须将入选供精者身份情况上报精子库中央信息库，以确保其只在一处捐献精液。

7. 对冷冻精液使用情况进行定期随访，记录每一份发放精液的受孕情况，子代发育生长情况，以及是否有性传播疾病等临床信息。

二、质量控制

1. 人类精子库必须遵循供精者筛查程序及健康标准，保证捐献精液的质量。

2. 完善健全各项规章制度。

3. 对精子库规章制度的执行、精液质量、服务质量、档案资料管理等建立自查制度，并随时准备接受审批部门的检查和抽查。

三、保密原则

1. 人类精子库工作人员应尊重供精者和受精者的隐私权并严格保密。

2. 除司法部门出具公函或相关当事人有充分理由外，其他任何单位和个人一律谢绝查阅供精者档案；确因需要或其他特殊原因必须查阅时，则应经人类精子库机构负责人批准，并隐去供精者的社会身份。

3. 除精子库负责人外，其他人员不得查阅供精者的身份资料和详细地址。

第十五章　供者精液的冷冻保存与管理

1953 年，Bunge 和 Sherman 报道了世界首例冷冻精液-人工授精婴儿。然而，冷冻精子库技术的发展却是在 20 世纪 80 年代。艾滋病（AIDS）的肆虐推动了供者冷冻精液在世界范围的应用。与新鲜精液相比，冷冻精液应用于临床有如下优点：能排除 HIV 等性传播疾病感染样本；利于治疗周期安排；受者夫妇可选择供者。

1981 年卢光琇等首次在我国建立人类精子库，2001、2003 年卫生部相继颁布了《人类精子库管理办法》、《人类精子库基本标准和技术规范》和《人类精子库伦理原则》，提出了国家对开展该项技术服务机构的最低要求，以确保精子库的精子来源安全、健康、有效，也使人类精子库技术的应用在我国初步进入规范有序的阶段。本指南依据上述卫生部相关文件编写。

第一节　供精者的筛查

一、供精者初筛

供精者初筛是通过非实验室手段进行的供精者选择。初筛的主要依据是供精者应有良好的健康状况和没有遗传异常。初筛应由男科医师、临床遗传学家和精子库工作人员会同供精自愿者共同完成，有条件的机构也应有心理咨询人员参加。

（一）基本条件

1. 供精者必须原籍为中国公民，并提供真实、有效的个人身份信息，主要包括：姓名、年龄、身份证号和生物学特性的标志（如指纹）等。保证只在一处精子库供精。

2. 供精者认可捐献精液是一种人道主义行为并自愿参与。在全面了解其精液的用途、使用的流程、可能承受的风险，以及为降低这些风险所采取的措施，如限制供精的次数（卫生部《人类精子库基本标准》规定，每一供精者的精液标本最多只能使 5 名妇女受孕）、永久保存数据库等，知晓其权利（无条件终止供精）和义务，包括采取匿名制、互盲措施和保密措施，强调供精者与其出生后代没有任何的权利和义务等，最后，应签署同意供精的书面知情同意书。

3. 不同地方的精子库支付供精者的补偿各不相同，金钱刺激不能成为供精的基本动机，但供精者可获得必要的误工、交通和其所承担的医疗风险等方面的补偿。

4. 供精者的年龄必须在22～45周岁之间。

5. 供精者应不属性传播疾病的高风险人群，身体健康。由男科医师通过询问供精自愿者的既往病史、个人生活史和性传播疾病史来进行排除，供精自愿者应真实地提供本人的病史。

（1）既往病史：供精者不能有全身性疾病和严重器质性疾患，如心脏病、糖尿病、肺结核、肝脏病、泌尿生殖系统疾病、血液系统疾病、高血压、精神病和麻风病等。

（2）个人生活史：供精者应无长期接触放射线和有毒、有害物质等情况，没有吸毒、酗酒、嗜烟等不良嗜好和同性恋史、冶游史。

（3）性传播疾病史：询问供精者性传播疾病史和过去6个月性伴侣情况，是否有多个性伴侣，排除性传播疾病（包括艾滋病）的高危人群。供精者应没有性传播疾病史，如淋病、梅毒、尖锐湿疣、传染性软疣、生殖器疱疹、艾滋病、乙型及丙型肝炎，并排除其性伴侣有性传播疾病、阴道滴虫病等疾患。

（二）家系调查

根据卫生部《人类精子库技术规范》的要求，供精者及其家族成员不应有染色体病、单基因遗传病和多基因遗传病。应通过翔实的家系调查排除白化病、血红蛋白异常、血友病、遗传性高胆固醇血症、神经纤维瘤病、结节性硬化症、β地中海贫血、囊性纤维样变、家族性黑蒙性痴呆、葡糖-6-磷酸脱氢酶缺乏症、先天性聋哑、Prader-Willi综合征、遗传性视神经萎缩等单基因遗传病；排除唇裂、腭裂、畸形足、先天性髋关节脱位、先天性心脏病、尿道下裂、脊柱裂、哮喘、癫痫症、幼年糖尿病，精神病、类风湿性关节炎、严重的高血压病、严重的屈光不正等多基因遗传病。

家系调查应由具有医学遗传学临床经验且中级以上职称的技术人员（遗传咨询员）执行。供精者应保证真实提供本人及其家族成员的遗传病史。家系调查是排除供精者遗传异常的重要环节，十分重要。基于供精志愿者可能不具有临床遗传学的知识背景，咨询员应逐一说明上述遗传病的临床表现、遗传方式，以得到供精者的充分理解。鉴于遗传病的多样性和散发性，家系调查时的内容虽以上述疾病为核心，但应不限于这些疾病，以最大限度减少受者可能的遗传病风险。对调查发现的遗传病家系，咨询员应给予适当的解释与指导。

（三）体格检查

1. 一般体格检查　供精者必须身体健康，无畸形体征，心、肺、肝、脾等检查均无异常，同时应注意四肢有无多次静脉注射的痕迹。建议包括视力的检查，因为视力低于0.1可能与遗传因素有关。

2. 生殖系统检查　供精者生殖系统发育良好，无畸形。无生殖系统溃疡、尿道分泌物和生殖系统疣等疾患，应每6个月接受这些项目的随访检查。如有上述情形者则所采集精液不能被使用。

（四）其他事项

供精者初筛要建立纸质和电子文档两种数据库，并永久保存（不少于70年）。

1. 人类精子库工作人员及其家属不得供精；建议受者的医师或进行人工授精的工作人员也不能成为供精者。

2. 卫生部《人类精子库的伦理原则》中要求，应配备相应的心理咨询服务，解决供精者可能出现的心理障碍。建议由有资质的心理健康医务人员对所有供精者进行心理学鉴定与辅导。心理学鉴定应包括对供精者家族史、教育背景、人际关系、性生活史、主要精神病学和人格障碍史的了解，应进行稳定性鉴定，了解其供精的动机、目前生活中的压力和心理应对的技巧、违法史和被虐待或忽略的历史。对有明显异常因素者，要求进一步评估和进行心理咨询。

剔除标准包括：有明显精神病、有可遗传的精神病家族史、正在使用抗精神病药物治疗、过度紧张、认知功能障碍、心智功能障碍者。被剔除的供精者应就剔除理由进行咨询，如有可能，应提供心理辅导。

供精者特征：卫生部《人类精子库的伦理原则》中要求，建立完善的供精者体貌特征表，尊重受者夫妇的选择权。应收集供精者的一些基本特征供受者夫妇选择，这些特征包括民族、身高、体重、体格、肤色、眼睛颜色、头发颜色和发式，甚至包括体育爱好和个人嗜好。应考虑血型和Rh因子，特别是Rh阴性的受者。如果供精者的Rh因子与受者不相容，受者应被告知这种情形的产科学临床后果。

二、实验室检查

1. 精液分析　精液分析是评价男性生育能力的重要实验室检验方法。精液必须在精子库采集，禁欲3～7天。建议在进入进一步检查之前进行2～3次精液分析，具体内容包括：WHO建议的精子分析内容和精子冷冻试验。

2. 卫生部规范要求，精液液化时间少于60分钟，精液量大于2ml，密度大于60×10^6/ml，存活率大于60%，其中前向运动精子大于60%，正常形态精子率大于30%；精子冷冻试验：前向运动精子冷冻复苏率不低于60%。

3. 性传播疾病的检查 至今尚无方法确保任何传染因子都不会通过AID治疗来传播，但遵守卫生部提出的技术规范，加上足够的病史了解，排除HIV和其他性传播疾病高风险人群，应该能显著降低这些风险。供精者乙肝及丙肝的相关检查结果应正常；梅毒、淋病、艾滋病、衣原体、支原体、CMV、风疹病毒、单纯疱疹病毒和弓形虫等检查阴性；精液应进行常规细菌培养，以排除致病菌感染。

4. 染色体检查 供精者必须进行染色体常规核型分析且必须为正常核型，以排除染色体异常的供精者。

不同地区、民族来源的供精者应考虑对一些区域或民族高发的遗传病进行携带者（或杂合子）检测，如在中国南方，应考虑检测α地中海贫血、苯丙酮尿症等。

三、供精者的随访和管理

精子库应加强对供精者在供精过程中的随访和管理，建立与供精过程并行的供精者健康状况监督流程。内容包括：

1. 供精者出现生殖器疣、生殖器疱疹、生殖器溃疡、尿道异常分泌物或有新的性伴侣，应立即取消供精资格。

2. 应至少每隔半年对供精者进行一次性传播疾病的全面检查。

3. 精子库应追踪受精者使用冷冻精液后是否出现性传播疾病的临床信息。一经发现，应立即停止该供精者冷冻精液的发放、使用，立即对精液样本进行相关传播疾病的检测。

4. 常规进行供精者HIV检测 精液冻存6个月后，须再次对供精者进行HIV检测，检测阴性且证实没有艾滋病相关临床表现，方可使用该冷冻精液。

第二节 供者精液冷冻与质量控制

科学的精液冷冻技术流程和严谨的质量控制体系，是保证临床AID治疗效果的基本前提。目前，已证明有许多的冷冻方法和冷冻保护剂对精液的冷冻保存是有效的。效果虽然不一，但是各有特色，因此，难以提出一个明确的技术流程来指导供者精液的冷冻。鉴于目前大多数精子库采用的是液氮蒸气制冷、蛋黄/枸橼酸盐缓冲系保护液、三阶段程序控制降温（－80℃）和－196℃液氮储存的冷冻技术体系，本指南建议精子库以该体系为基础。

一、精液冷冻的基本流程

（一）采集精液标本的时机

经筛选合格的供精者应根据每个人的具体情况确定禁欲时间。绝大部分人都是在禁欲3～5天较好，但也有个别例外。另外，由于精液分析的结果，特别是精子活动率受环境温度的影响大，所以要求精子库的取精环境温度在20～30℃之间，无菌、宁静而舒适。

（二）采集精液的方法

要求供精者到精子库采集精液。采集前应先进行供精者的身份确认（如身份证和指纹确认等）。建议采用手淫法采集精液到一次性无菌容器中，如确有困难，可用器械辅助取精。禁止使用性交中断的方法采集精液，因为这种方法多会丢失精液的前一部分，而这一部分精液中精子密度最高。要求供精者不能用避孕套采集精液，因为避孕套中有杀精子的药物成分。

（三）精液的运送

完成精液采集后，供精者应尽快将样本送交精子库检验人员。检验人员收到标本后，应在容器上注明供精者的编号、采集时间、日期，并放入37℃温箱等待液化。

（四）精液的显微镜检查及样品的安全处理

待精液液化后（约10～30分钟），在超净工作台中取样10μl至Makler精子计数板进行镜检，冷冻精液的选择标准为：精液液化时间少于60分钟，精液量大于2ml，密度大于60×10^6/ml，前向运动精子大于60%。对符合要求的精液除立即冷冻保存外，还要求记录精液的量、精子密度、活动率（a＋b级）和冷冻日期等，并马上输入精子库数据库管理系统。

对所用吸头、注射器、容器和废弃的精液等均需要按精子库实验室废物处理方法处理。因人类精液可能带HIV及HBV等传染因子，精子库工作人员均要求接种乙肝疫苗，以防感染。

（五）冷冻保护剂的选择

人类精子常用的冷冻保护剂主要有甘油、甘油-蛋黄-枸橼酸钠复合剂

(GYEC)。后一种保护剂含有卵黄。卵黄内含有卵磷脂，它能稳定精子的细胞膜、阻止精子顶体膜破裂。实验中观察到，使用含有卵黄作保护剂的冷冻精液复温后，呈直线运动的精子数较单纯采用甘油作为保护剂的多。GYEC 的 1∶1配方见表 15-1。

表 15-1 GYEC 的 1∶1 配方

成分	含量
甘油（AR 级）	14ml
5%葡萄糖溶液	26ml
2.9%枸橼酸钠溶液	39ml
蛋黄	20ml
青霉素	1000U
链霉素	1000U

因为冷冻保护剂中添加了青霉素和链霉素之类的抗生素，使用时应注意个别受者发生过敏反应。

接触冷冻保护剂的时间和温度：冷冻保护剂在温度较高的情况下随着温度上升，毒性也随之增加，因此，在精子冷冻前，一定要注意温度不要过高，室温应该保持在 20～30℃。同时，要注意平衡的时间不宜太长。

（六）精液分装

根据供精者精液的密度，精液与冷冻保护剂的体积比可选择 1∶1 或3∶1。我们的比较实验表明使用 3∶1 的冷冻效果比较好，容易达到卫生部要求的使用前标准，即冷冻复苏后前向运动精子（a＋b 级）不低于 40%，每份精液中前向运动精子的总数不得低于 12×10^6。

保护剂应逐滴加入到摇动的精液中，以减小保护剂高渗对精子的冲击。保护剂与精液混合后，应有适当的时间平衡（如 10 分钟），使细胞内冷冻保护剂，如甘油有时间进入精子内起作用。

精液可以采用冷冻管或麦管装载。冷冻前应在冷冻管上标注供精者编号、血型和日期等信息。

（七）冷冻方法

1. 直接冷冻法　精液与冷冻保护剂 3∶1 混合后，装入 2ml 无毒塑料冻存管中，放入 4℃冰箱 15 分钟后，立即置入液氮中贮存。

2. 三阶段冷冻法　精液与冷冻保护剂 3∶1 混合后，经三个温度阶段降温冷冻（表 15-2）。

表 15-2　三阶段冷冻法

温度	降温速度
室温降至 0℃	每分钟 1℃
0℃降至－30℃	每分钟 5～7℃
－30℃降至－80℃	2 分钟内完成

3. 慢速冷冻法　慢冷冻：室温到 2℃（每分钟 0.5℃）；快冷冻：2℃到－80℃（每分钟 10℃）。达－80℃后，便浸入液氮中贮存。

目前，许多精子库均采用程序冷冻仪进行三阶段程序冷冻。该方法冷冻复苏率高，效果稳定。冷冻完成后，应将冻好的标本转入冷冻储存罐保存，要求记录冷冻管数、保护剂类型与配比、冷冻方法与储存的位置，并及时输入精子库数据库管理系统。

二、供者精液冷冻的质量控制

（一）环境质量控制

1. 在供者精液冷冻过程中，精子库应建立取精、检验、分装、冷冻和储存区域的环境质量控制制度。

2. 所有人员须穿戴帽子、口罩和无菌衣服，更换专用鞋后方允许进入工作区。

3. 精子库内各物品按无菌区、污物区分开放置，排列正确、整齐、干净，各种无菌用物按规定消毒并记录消毒日期，使用后的一次性无菌用物按规定进行处理（使用后的一次性无菌用物按规定消毒→毁形→销毁）。

4. 工作区域每天一次室内卫生清洁，每天一次室内空气消毒，每月一次空气培养，保证达到二级以上卫生标准。

5. 应督促供精者按照规定的方法无菌取精。采用一次性无菌样本容器，供精者用物每人一份，尽量避免精源性污染和交叉污染。

6. 每月一次对环境质量进行评估，检查有关环境控制的工作制度。

（二）流程质量控制

应建立从取精、检验、分装、冷冻到储存的技术规范，并在数个环节建立质量监控点。

1. 不接受未经性传播疾病检验或检验不合格的精液冻存和保存；不冷冻检查未达到卫生部精液质量标准的精子；建议每份样本都进行精液培养。

2. 捐精时间超过半年的供精者应再次全面体检，特别要进行 HIV、HBV、HCV 以及性传播疾病的筛查。

3. 建议每位供精者每次冷冻都预留一份进行解冻试验，以动态评估精液冷冻的效果。

4. 常规进行供精者 HIV 检测。

5. 在项目负责人的主持下，每月进行一次质量评估，对精子冷冻前、冷冻后的质量、受精的妊娠率进行分析，并对工作提出改进意见。

第三节 供者冷冻精液保存与对外供应

一、供者冷冻精液保存

（一）液氮蒸气保存

虽然有人采用二氧化碳干冰、甲醇、液氧作为制冷源，但自 1963 年 Sherman 采用液氮蒸气法冷贮精液后，各国几乎全部采用它为制冷源，因为液氮使用方便，冷贮效果好。

尽管有理论说液氮蒸气保存是减少感染性微生物的一种选择，但最新研究表明，在液氮罐的蒸气中也能检测到细菌性病原体。由于存在保持所有样本在一个满意的温度和取样本时存在部分复苏的双重担心，因此液氮蒸气保存没有受到广泛的认可。然而 Clarke 已证实在液氮蒸气中用冻存管短期保存人精液可以获得良好的复苏率。

（二）精子质量与冷冻前放置时间

冷冻前精子活率和正常形态率越高，冷冻效果就越好，反之，冷冻后的精子质量也差。研究表明，选择高质量、高密度的精子样品冷冻可提高 AID 的成功率。

（三）储存的时限

目前较为一致的观点是：如果储存的方式恰当，在很长的一段时间内精子的存活率不会有很大的变化。储存在－196℃液氮中的精子，其可能出现的生物化学变化是很小的。能够对精子造成损害的危险因素可能是宇宙射线，但要真正造成损害，也需要很长的时间来累积射线的能量。精子在－196℃的液氮中至少可以储存 10 年而不会有太大的变化。英国有储存 21 年的精子出生正常婴儿的报道。

（四）复苏的温度

关于精子冷冻复苏的温度问题，已经有很多的报道，每个人所使用的复苏温度以及方法不尽相同。在37℃水浴10分钟复苏的方法，效果较佳。

（五）其他

1. 只将复苏检测合格的冷冻精液进行冷藏。

2. 根据供精者冷冻编码，将分装的冷冻精液储存于相应的位置。

3. 记录该精液标本的分装支数及放置在罐、格、层的位置。

4. 将有关信息输入精子库计算机信息管理系统。

5. 定期检测液氮罐内的液面高度并添加液氮，确保精液标本浸入液氮面以下，特别是每天多次开启储存罐时，应随时注意补充液氮。

6. 所有精液均冷冻至少6个月后，对该供精者进行HIV检测，合格者精液可进入外供程序。每位供精者预留1支冷冻精液永久保存，以备今后可能的补充检验。复检不合格者，进入精液废弃和剔除程序。

（六）污染和安全管理问题

在冷冻精液的保存过程中，为了防止污染和加强安全管理，一般采取以下预防措施：

1. 所有冷冻精液按照不同的时间段分别存放于不同的储存罐。

（1）成为正式供精者的精液标本应与初筛的精液标本分开。

（2）未过检疫期的精液标本与已过检疫期的分开。

2. 储存罐有一定的使用年限，注意容器有效期，建议安装温度报警装置。

3. 精液的保存必须加强防火、防盗等安全管理，必要时可给精液标本的储存室及储存罐加锁，并由专人负责。

二、供者冷冻精液的对外供应

精子库只能向经卫生部批准开展供精人工授精的医疗单位供精，精子库所提供的精液为检验合格的样本。人类精子库精液供给管理制度在精子库负责人监督下，由精液供给部门执行。

（一）供给管理

1. 人类精子库按计划对外向持有供精人工授精或体外受精-胚胎移植批准证书并与该精子库签署供精协议书的医疗机构提供健康合格的冷冻精液及相关服务。

2. 精液供给组负责受理临床使用单位的申请，并负责审查临床使用单位的资格及签署供精协议书。

3. 根据临床使用单位的用精需求，精液供给组负责制定精液供给计划，以便精液采集组制定合理的采精计划，保障精液的供给。

4. 根据临床使用单位的具体用精申请，精液供给组工作人员负责从精子库计算机管理系统筛查出符合要求的精源编号、数量及所选精源的供精者体貌特征，经精子库负责人审批后从精子库实验室提取精液标本。

5. 精液供给组的工作人员与精子库实验室人员办理冷冻精液标本的出库手续，并负责精液的运输［见（二）运输管理］。

6. 精液供给组工作人员每月定期收集临床使用单位精液使用情况的反馈记录，包括精源编号、供给日期、供给份数、未使用份数、已使用份数、用途、使用日期、周期数、未反馈结果周期数、已反馈结果周期数、妊娠数、未妊娠数、冻胚数、孕产情况、子代信息等及受者使用冷冻精液后是否出现性传播疾病的临床信息，并将反馈记录及时输入精子库计算机管理系统进行管理，文字材料及时移交给档案管理人员。

7. 同一供精者的精液标本尽量发送至一个临床使用单位。同一供精者第一次供给的冷冻精液标本数量用于供精人工授精最多不超过 8 份，用于体外受精-胚胎移植最多不超过 5 份，待受者受精结果信息反馈后，再以递减的方式决定下一轮发放的数量。当一个供精者的精液已使 5 名妇女受孕时，应停止该供精者的精液从精子库出库，同时报告精子库负责人。

8. 对接受供精人工授精或体外受精-胚胎移植治疗后失访的患者，在未得到确切的受孕信息前均按受孕计算，体外受精-胚胎移植治疗的患者有冷冻胚胎保存也按受孕计算。

9. 精源使用单位在精液使用后 2 个月以内不能按时对受精结果进行随访，精子库应停止向其提供精源。如 3 个月内不提供反馈结果，精子库将向其上级主管部门反映，由上级主管部门进行相应处理，同时收回其尚未使用的冷冻精液标本。

10. 精源使用单位在使用人类精子库提供的冷冻精液标本时，如发现有质量问题应及时与该人类精子库联系。

11. 每季度征询一次临床使用单位对精子库服务情况的反馈意见，并将反馈结果报告精子库负责人。

12. 精子库供给组有义务在不暴露供精者身份的情况下，为未来人工授精后代提供有关医学信息的婚姻咨询服务。

（二）运输管理

1. 建立专门精液供给运输登记本，专人负责登记，永久保存。

2. 由专人负责精液的运输以确保安全。

3. 运输前与精子库相关人员仔细核对精源编号、数量、血型、检验报告等，并办理签收手续。

4. 精液供给组的工作人员按精液使用单位提出的运至时间及地点及时送达，同时向使用单位提供精源编号、数量、血型、体貌特征、检验报告等相关资料及《冷冻精液质量反馈表》及《精液使用情况反馈信息表》，与精液使用单位办理交接手续，将回执带回交精液供给部门，以便日后与该单位的反馈信息进行核对。

5. 定期检查储存标本的液氮运输罐，保证无渗漏。

（三）随访管理

1. 人类精子库在与实施人类辅助生殖技术的合法医疗机构签署供精协议书时，应明确该医疗机构向人类精子库提供冷冻精液质量及精液使用后随访的义务。

2. 精液供给人员运送精液标本时，附带《冷冻精液质量反馈表》及《精液使用情况反馈信息表》。

3. 填写《精液使用情况反馈信息表》，并由生殖中心负责人签字并加盖单位公章。

4. 精源使用单位在精液使用后 2 个月以内要对受精结果进行随访，并及时填写精液使用后的反馈信息。

5. 精液供给人员每月负责向精源使用单位索取《冷冻精液质量反馈表》及《精液使用情况反馈信息表》。

6. 精液供给人员将精液使用后反馈的受精结果进行登记并输入计算机进行管理，并将精液使用后反馈信息及时归档，并实行永久保存。

7. 精源使用单位对接受供精人工授精治疗或体外受精-胚胎移植的患者，一旦确定妊娠后应每 3 个月随访一次，直至分娩，并将分娩结果及时反馈给精子库。

8. 精源使用单位在精液使用后 2 个月以内不能按时对受精结果进行随访，精子库应停止向其提供精源。如 3 个月内不提供反馈结果，精子库将向其上级主管部门反映，由其上级主管部门进行相应处理，同时收回其尚未使用的冷冻精液标本。

9. 精液供给人员只负责收集精源使用单位、受精者编号、受精结果等相关信息，不得询问受精者身份资料及详细地址。

10. 精液供给人员每月对精源使用单位反馈的信息进行整理、归纳、总结，发现问题及时向精子库负责人汇报。

（四）精液供给流程图

精液供给流程见图 15-1。

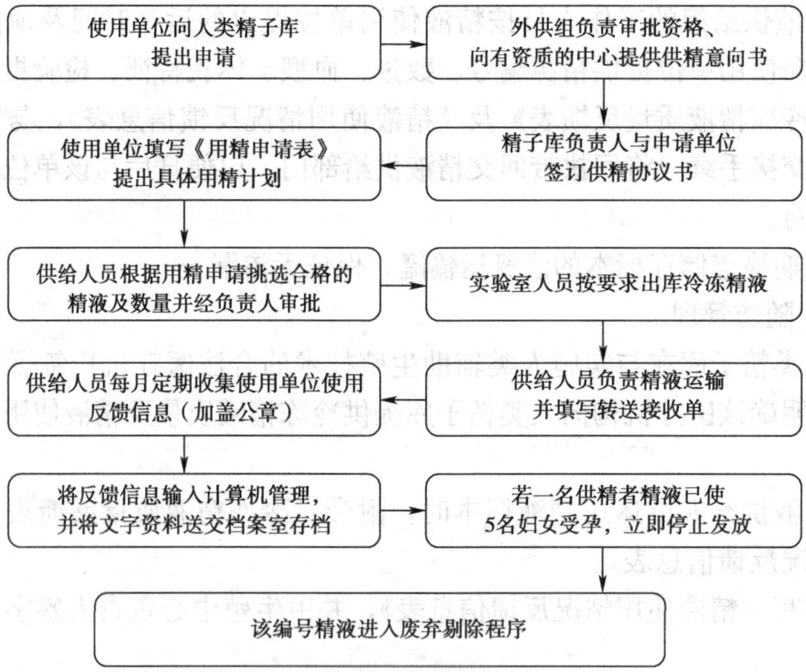

图 15-1　精液供给流程图

1. 精液使用单位必须持有卫生部供精人工授精或体外受精-胚胎移植批准证书
2. 精液出库时同时附带《体貌特征表》、《冷冻精液质量反馈表》、《精液使用信息反馈表》　3. 申请表及反馈信息表必须由使用单位负责人签名，并加盖公章

第四节　治疗结局的随访、数据管理与咨询服务

一、治疗结局的随访

随访是医院医疗服务的具体内容之一，医疗随访系统有利于帮助提高医疗服务质量。人类精子库通过治疗结局的定期随访制度，通过对接受治疗的不育夫妇进行定期随访，掌握患者治疗后的健康状况、胎儿及出生后代的发育情况，为进一步观察和总结疗效提供参考依据，从而促进医疗质量和技术水平的提高；拓宽医患沟通渠道，促进医患沟通，改善医患关系，提高医院整体的服务质量；扩大健康教育覆盖面，普及全民健康教育知识。

1. 建立完整的治疗结局随访制度　AID 或 IVF 治疗结局的随访主要包括四个方面：①已知治疗结果的信息随访；②等待回信的信息随访；③妊娠后发育情况的随访；④出生后情况的随访。根据随访内容的不同，定期对接受治疗的不育患者进行随访，因人随访 2～6 次，具体实施方案如下：

（1）已知治疗结果的信息随访：每个月初5号前，由精子库专人将上个月AID或IVF治疗情况表打印出来，交于治疗中心数据管理者。每个月底26号，由治疗中心将上个月治疗情况交给精子库专人，进行统一管理及统计工作。

（2）等待回信的信息随访：由于AID的随访是由每个月底前将上个月的数据进行反馈，所以不存在等待回信的信息随访。IVF的等待回信的随访主要是包括两种情况：①上个月底3日内未出治疗结果；②治疗后未妊娠，但有冷冻胚胎。对情况①的处理：在下个月进行治疗结局随访时，将数据与下次随访的数据一并打印出来，交给IVF治疗中心数据管理者。对情况②的处理：每年1月、4月、7月、10月进行随访，统计是否还有冷冻胚胎及治疗情况。

（3）妊娠后发育情况的随访：每年1月、4月、7月、10月进行随访，随访内容包括：B超结果及其他发育过程中的情况。

（4）出生后情况的随访：每年3月、6月、9月、12月进行随访，随访内容包括：性别、体重、健康状况。

2. 服务满意度随访制度　由生殖中心专人进行随访，主要了解医护人员的服务态度，患者对治疗全过程的满意度，对医院工作的建议和要求。

3. 随访方法　一般为电话随访和上门随访。电话随访有方便、省力、快捷、灵活等优点。由生殖中心专人对部分患者进行专程上门随访。

4. 随访流程　由生殖中心专人负责填写患者随访登记表，主要内容有：患者的详细住址、联系电话、联系人、治疗方案、治疗时间等。随访登记表统一按治疗方案及治疗时间进行分类存档。随访结束予以记录。在随访中发现医疗业务上的问题，当日向科主任汇报，及时讨论解决处理。对收集来的意见和建议，每季度要召开科务会进行分析，结合人类精子库的实际情况和要求加以改进。

5. 随访内容　①治疗结果、胎儿的发育情况及出生后代健康情况；②进行满意度调查；③征求患者及家属对医院的建议和意见，督促工作的改进；④对患者进行健康指导和心理咨询服务。

6. 随访术语及交流技巧　随访时要把握语言交流和沟通技巧，语言要亲切，语气要柔和。让患者真正感受到医院确实关心他们的健康。随访结束时，一定要向患者表示感谢。感谢患者对随访工作的支持，与患者有礼貌地结束谈话。同时热情承诺，医院一定一如既往关心患者、胎儿及出生后代的健康，这样能满足患者希望受到尊重的心理需要，同时也能更好地体现随访工作者的素质和修养。

二、治疗结局的数据管理

冷冻精液供给及治疗结局的各项数据由精子库专人进行统一管理，包括一般文字性材料及数据库数据录入。

1. 详细记录所供精液的供精者代码、供给日期、供给去向和数量。

2. 冷冻记录单上的“冷冻精液管数”、“剩余管数”必须与数据库中相应字段中的数据相符，确保每一份标本的去向明确。

3. 每月收到治疗反馈信息后，及时将精液使用情况，包括供精者代码、使用时间、受精者、受精方式及治疗结局等信息录入数据库。

4. 月底统计治疗成功率及每个供精者成功例数，严格控制每个供精者的精液最多只能使 5 名妇女受孕。

精子库计算机管理系统的数据资料每月进行一次光盘备份，以防数据丢失。电脑专人专用，严禁上网、私自安装及改动程序。

三、治疗结局的咨询服务

治疗结局的咨询服务主要针对遗传优生、围产保健、生殖健康等问题进行系统的咨询服务，咨询内容丰富、标准规范，充分体现其科学性、先进性和实用性。满足了医患双方的共同需求。为辅助临床医师诊治工作、指导患者完善各种检查提供了帮助。

1. 随时接受并解答用精机构在外供精液使用过程中遇到的各种问题。

2. 无偿为受精者及子代提供遗传咨询服务。

(1) 受精者因出于对后代教育的需要，需了解供者的基本信息，精子库应无偿将供者的身高、体貌、爱好、受教育程度、民族及籍贯等基本信息提供给受精者。

(2) 为受精者子代婚配提供遗传咨询服务。

(3) 为受精者子代因了解真实出生后，可能出现的各种情况进行心理、伦理及道德等方面的咨询服务。

第十六章　自存精液的冷冻保存与管理

第一节　自存精液冷冻保存的适应证与禁忌证

一、适　应　证

具有生育能力的男性有以下情况之一，可行自存精液的冷冻保存：

1. 男性在接受化疗、放疗或致畸剂量的射线、药品、有毒物质、绝育手术、从事高风险职业之前。
2. 接受辅助生殖技术时，有合理的医疗要求，如取精困难和少、弱精者。
3. 需保存精子以备将来应用辅助生殖技术生育者。
4. 夫妻长期两地分居，须保存精子为妻子实施辅助生殖技术者。

二、禁　忌　证

如出现以下情况，不应进行自存精液的冷冻保存：

1. 有遗传病家族史或患遗传性疾病。
2. 精神病患者。
3. 性传播疾病及其他传染病患者。
4. 性传播疾病病原携带者。
5. 长期接触放射线和（或）有害物质者。

如有疑似遗传性疾病或遗传病家族史及可疑性传播疾病病原携带，并强烈要求自存精液的冷冻保存者，必须进行严格的优生遗传学咨询后，方可考虑自存精液的冷冻保存。

第二节　自存精液的精子冷冻、保存方法与质量控制

一、冷 冻 方 法

（一）手工冷冻

将分装好的精液置于液氮液面上方 5cm 处维持 10 分钟，再将精液置于液

氮液面上方0.5cm处维持5分钟，然后把精液移到液氮（-196℃）中保存。

（二）程序降温仪冷冻

冷冻程序：①以每分钟1℃的速率从室温降至5℃；②以每分钟-10℃的速率从5℃降至-80℃；③以每分钟-25℃的速率从-80℃降至-130℃；④将-130℃的精液移至-196℃的液氮中。

（三）玻璃化冷冻

先将精液进行优化处理，然后将尼龙冷冻环直接浸入含有精子的培养液中，再将冷冻环放入冷冻管中，可将冷冻管直接浸入液氮中，也可将冷冻管放置于液氮蒸气上方3cm，维持5分钟后直接浸入液氮中。

（四）去卵细胞透明带冷冻

选定单个活动精子，将其注入去卵细胞的透明带中。一般每个透明带注入5～10个精子，然后将其转移到含有不同浓度甘油的H-HTF中，并在室温维持10分钟。再将含精子的透明带装入0.25ml的塑料麦管中，并将麦管进行密封。将麦管置于液氮蒸气中暴露2小时，然后放入液氮中。解冻时将麦管从液氮中取出，放入37℃的水浴中25～30秒，然后将麦管中的透明带移入H-HTF中。

二、质量控制

（一）冷冻前的质量控制

1. 配置保护剂　保护剂按照保护剂∶精液=1∶3或1∶1进行配置，即3份精液中添加1份保护剂或1份精液添加1份保护剂。准确称量药品，保证保护剂为等渗溶液。配置保护剂时需在无菌环境中进行，可在保护剂中添加庆大霉素等抗生素。调整保护剂的pH值至7.2～7.5，以减少对精子质量的影响。

2. 精液采集与送检　须按照WHO标准严格进行质量控制。

3. 精液分析及处理　精子活力分级、密度等参数的分析按照WHO标准严格进行质量控制。精液处理可采用非连续密度梯度法、上游法进行优化处理，处理过程需严格无菌操作。

4. 添加保护剂

（1）添加保护剂时应严格无菌操作。

（2）保护剂应在2分钟内加完。

（3）添加保护剂的同时应轻柔缓慢地晃动容器。

（4）添加完保护剂后立即分装，并在室温下平衡5～10分钟。

5. 一次性耗材的质量控制　每批一次性耗材使用前须进行精子毒性试验，

保证对精子无毒性作用。一次性耗材在使用前需进行消毒，保证无菌。

6. 实验室使用前须开启层流，进行紫外线消毒，并保证室温恒定于25℃。

（二）冷冻中的质量控制

1. 冷冻方法　根据精液来源（手淫法取精、附睾或睾丸穿刺取精等）及精液的质量确定冷冻方法。具体如下：

（1）手淫法取精而精液质量能达到人类精子库合格供精员标准者，可直接采用手工冷冻或程序冷冻仪冷冻。

（2）手淫法取精而精液质量在WHO正常参考范围以上但低于人类精子库合格供精员标准者，可先进行优化处理，然后采用手工冷冻或程序冷冻仪冷冻。

（3）手淫法取精而精液质量低于WHO正常参考范围者，可先进行优化处理，再采用程序冷冻仪冷冻或玻璃化冷冻，或去卵细胞透明带冷冻。

（4）经附睾或睾丸穿刺取精者，可先进行优化处理，再采用程序冷冻仪冷冻或玻璃化冷冻，或去卵细胞透明带冷冻。

2. 程序冷冻仪的质控　定期进行仪器的校准，以保证仪器能正常运行。

3. 在采用手工冷冻时，须对液氮容器侧壁进行刻度标记，以保证每次冷冻均处于同一高度。

（三）冷冻后的质量控制

1. 每次冷冻均应进行精液样本复温分析，以保证精液质量。原则上应保证冷冻后复温精液必须有前向运动的精子。若无前向运动精子，应将结果告知自存精液者，并建议进行下次冷冻。

2. 精液复苏的质量控制　在精液冷冻结束后，可立即进行复苏，也可在储存24小时后对样本进行复苏。冷冻样本须在37℃水浴中复苏10分钟。

第三节　自存精液的冷冻保存管理的基本要求

一、所有操作在人类精子库进行

只有经卫生部批准设置的人类精子库才可进行自存精液的冷冻保存技术服务。

二、签署存精意向书和知情同意书

（一）存精意向书的主要内容

1. 存精者基本情况（包括婚育状况）。

2. 要求进行自存精液的冷冻保存。

3. 说明保存精液的理由。

4. 存精者具有完全民事能力。

5. 无精神病，无传染病，未长期接触放射线和有毒物质，无性传播疾病，无遗传性疾病，无严重家族遗传性疾病史。

6. 接受精子库要求的各项检查，提供相关医学检查结果。

7. 按要求缴纳相关费用。

（二）知情同意书的主要内容

1. 精子冷冻、保存和复苏过程中将对精子质量造成一定的损伤，因个体差异，存在精子复苏活动率减低和不能复苏的风险。了解妇女妊娠是非常复杂的过程，存在着许多已知和未知的不孕因素，精液保存有较高技术风险并愿意承担这些风险。

2. 明白妇女妊娠可能存在流产、早产、畸胎、死胎、生育畸形儿等不良结局并愿意承担这些风险。

3. 当预计精液冷冻保存结果可能不理想，但仍坚持自身精液保存时，存精者需亲自签名并对后果负责。

4. 知晓精液保存的有关程序和收费标准，保证按时如数向精子库缴纳自身精液保存前检查费、自身精液保存费、精子优选处理费及超出规定保存次数时应支付的费用，并缴纳法律公证费等相关费用。如逾期和（或）未如数缴纳相关费用，自存精液者在精子库保存的精液将被废弃。

5. 精子库有权决定精液保存的最长期限。存精者可选择一次性保存最长期限或小于最长保存期限。保存期到期但未超过最长保存期限时，存精者应在保存期到期前 3 个月内，到精子库协商是否继续保存。否则视为放弃精液保存。

6. 在精液保存协议的有效期限内，自存精液者夫妇双方通过与经过中华人民共和国卫生部批准开展相应医学辅助生殖技术服务的单位提前一个月向精子库提出提取冻存精液的请求。

7. 自存精液者在接受辅助生殖技术医疗服务一个月内，必须向精子库及时反馈妊娠结果。

8. 自存精液者在精子库冻存的精液只可用于对精液保存者的合法妻子（以身份证、结婚证为准）进行辅助生殖技术服务，不能用于对他人进行辅助生殖技术服务。

9. 关于自存精液者进行辅助生殖技术服务的有关事项。

（1）自存精液者的精液在保存前必须进行检查，按照中华人民共和国卫生部《人类辅助生殖技术规范》排除性传播疾病（包括艾滋病）、遗传病，并且已经向精子库提交精液保存意向书，签署知情同意书，缴交相关款项。

（2）如欲使用保存者精液的合法妻子是艾滋病及梅毒等国家严格控制的性传播疾病和传染病的患者或携带者，将不能接受辅助生殖技术服务。

（3）如欲使用保存者精液的合法妻子患有医学上认为不宜生育的遗传病，将不能接受辅助生殖技术服务。

（4）利用保存精液进行辅助生殖技术服务时，自存精液者夫妇双方应与医院办理辅助生殖技术服务手续，缴纳相关款项。自存精液者夫妇双方一起到精子库提交申请和有关复印件。如自存精液者本人因疾病不能亲自前往精子库，则应提交相关法律公证证明，证明自存精液者存活，且同意为其目前合法妻子提供自身精液并接受辅助生殖技术服务。

（5）精子库只向经过中华人民共和国卫生部批准开展相应医学辅助生殖技术服务的单位提供自身精液保存者精液，不向其他单位或个人提供自身精液保存者精液，不直接向自身精液保存者本人提供其精液。

（6）接受辅助生殖技术的妇女必须符合卫生部辅助生殖技术服务的相关法规。

（7）所有相关技术服务必须符合国家计划生育法规。

三、签署自存精液的冷冻保存协议

依据《中华人民共和国合同法》的规定，合同双方，即人类精子库（甲方）与自身精液保存者（乙方）共同商定应用甲方所提供技术条件，为乙方实施精液保存技术服务。经协商一致，签订合同（合同范本参见附件）。

合同应包括以下基本内容：

1. 主要任务。

2. 合同履行期限、地点和方式。

3. 精子库设备及档案材料在受到不可抗力的事件损害而造成精液保存者利益受损时，精子库将不做赔偿。

4. 人类精子库工作人员应尊重自存精液者和受精当事人的隐私权，并按照有关规定保密。

5. 费用及其支付方式。

6. 违约和争议的相应解决办法。

第十七章　辅助生殖技术中的男科临床与实验室

第一节　男科在辅助生殖中的作用与职责

不育症是全球性的问题，其发生率各国报道不尽相同。世界卫生组织在20世纪80年代末期曾采用标准化的诊断方法，在25个国家的33个研究中心组织调查，结果表明，发达国家的发病率为5%～8%，亚洲和中东地区的发展中国家的发生率较低，约3.0%～4.8%，非洲国家的发病率较高，有的高达10%～30%，我国还缺乏这样的数据。不育是已婚夫妇双方的事，在不育夫妇中，男性存在生殖能力缺陷的约占50%。

如今辅助生殖技术已从单纯解决女方输卵管不通发展到用于治疗男方少、弱、畸精症和各种精子受精功能异常。无疑，辅助生殖技术已为治疗男性不育开辟了新的途径。

任何一项辅助生殖技术的使用都离不开男科的参与，没有男科的参与就不可能正确地选择适应证，以确定使用合适的辅助生殖技术。同时，男科的参与也有助于提高辅助生殖技术的成功率，降低辅助生殖技术的风险。

生殖中心的男科医师，首要的责任是对男方进行规范的检查和正确的诊断，男性不育本身不是一种独立的疾病，它是多种疾病和因素造成的后果，因此，男性不育的诊断应该包括3个方面内容：疾病诊断、病理诊断和病因分类。其次，男科医师要根据上述诊断制定正确的治疗方案，男性不育的治疗主要是改善精液质量，增加自然妊娠率，必要的时候可以采用辅助生殖技术。其遵循的原则：首先要对男性不育患者进行合理的常规治疗，必要时运用辅助生殖技术，辅助生殖技术的应用也应该遵循安全的原则，首选考虑常规的辅助生殖技术，如IUI和IVF-ET，尽量避免ICSI等高风险的辅助生殖技术。此外，男科医师要正确使用男性不育的手术治疗和各种损伤性的检查，常规的手术治疗，例如输精管道的复通术、精索静脉曲张手术的治疗是可取的，但对睾丸活检、附睾穿刺、睾丸穿刺取精等损伤性操作和检查等要正确使用。对 ICSI 在男性不育治疗中的风险评估也属于男科医师的重要责任。

第二节　辅助生殖医学中心男科与实验室设置的基本要求

严格按照《人类辅助生殖技术规范》（卫科教发［2003］176 号），参照《世界卫生组织（WHO）男性不育标准化检查与诊疗手册》（人民卫生出版社，2007 年）、《世界卫生组织（WHO）实验室手册：人类精液及精子-宫颈黏液相互作用》（第四版）的相关要求，在人类辅助生殖技术医疗机构中规范设置男科学临床部分与实验室。

一、男科学临床设置的基本要求

（一）男科学医师要求

1. 男科学医师必须符合“中华人民共和国执业医师法”有关规定，经审核合格，取得执业医师资格的医务人员。

2. 该医师为专职男科医师，在当地医疗机构依法予以注册，执业地点为所在医疗机构，执业类别为临床类，执业范围为外科专业。

3. 应定期参加男性生殖医学培训，获得相关男科继续教育学分。

4. 该医师掌握男性生殖医学基本理论和临床专业技术，掌握各项辅助生殖技术的基本原理与适应证。掌握精子发生的内分泌调控和基因调控理论，能够正确评价患者睾丸生精功能和附属性腺功能，掌握处理男性生殖系统常见疾病的能力。

5. 为进入取卵周期的夫妇选择合适的取精方法，具备处理取精手术过程中和术后并发症的能力。

（二）男科学门诊及病房

1. 医疗机构必须设立至少 1 间男科学门诊，且与取精室、男科学实验室相邻，门诊环境应保密、温馨、温度适宜。

2. 应配置睾丸测量模型或测量板，正确评价睾丸体积，应配置检查床和用于前列腺指诊的必要设施。

3. 推荐配置男科专用超声设备，对患者男性生殖系统进行正确评估。推荐设立男科学病房。

（三）男科学病史资料记录与管理

1. 男科学病历书写应符合医疗文书书写要求，建议参照《世界卫生组织男性不育标准化检查与诊疗手册》和卫生部有关要求建立和书写男科病历。推荐建立电子病历或病史资料。

2. 对于因男方因素而进行辅助生殖技术的男方病历，更应重视。应由男科医师规范书写该患者的主诉、病史。

3. 正确、规范地描述男性患者体征，如睾丸体积、质地、有无结节；附睾有无肿大和结节；前列腺有无触痛等。

4. 对取精手术要准确书写取精手术记录，描述取精的部位、取精的方法，是否取得精子，精子是否冻存等。注意取精术前获得患者的书面知情同意，并由患者本人或法定监护人签字。

(四) 男科学手术室

1. 对患者实施有关男科手术时，可在专用或兼用的手术室进行。

2. 进行睾丸和附睾穿刺取精术时，环境符合卫生部医疗场所Ⅱ类标准。

3. 若必须进行开放手术，睾丸组织活检或显微外科取精术时，环境符合卫生部医疗场所Ⅰ类标准。

4. 手术室配置有显微镜或手术显微镜，穿刺或开放活检取得睾丸组织或附睾液后，配置相关精子或生殖细胞检测设备、能立刻进行检测或进行适当培养后进行检测的设备。

二、男科学实验室设置

参见第十章第四节“辅助生殖医学中男科学实验室设置及要求”部分。

第三节　男性不育的检查与诊断

参见第二章第二节“男性不育的检查与诊断”。

第四节　男性不育的实验室检查

作为以辅助生殖技术为核心的生殖医学中心，实验室检查项目的设置主要以明确男方因素而进行辅助生殖技术的适应证和评估男性生殖功能为目的。

目前，大多数生殖中心的男科实验室开展的主要是以光学显微镜技术为基础的精液常规和精子形态学分析，借以评价精子的三大传统参数：密度、活动率和形态学，借以预测男性的生育能力和选择辅助生殖技术的基础。密度由计数板计算；总的前向运动精子活动率在预热的玻片上主观地评价；形态学则采用不同的染色技术来评价，如巴氏、Diff-Quik、伊红/苯胺黑或台盼蓝等。但是，上述两项技术和三大参数不是ART对男科实验室的基本要求。

中华人民共和国卫生部《人类辅助生殖技术规范》（卫科教发［2003］176号）要求的IVF-ET适应证（男方因素）包括：男方少、弱精子症和免疫性不育；ICSI适应证包括：严重的少、弱、畸精子症、不可逆的梗阻性无精子症、生精功能障碍（排除遗传缺陷疾病所致）、免疫性不育和精子顶体异常等。这些与男性不育因素相关的适应证，都需要男科实验室提供诊断的客观依据。所以，对辅助生殖医学中心的男科实验室的最低要求，还应包括抗精子抗体检测（中心最好能开展性交后试验）、精浆中性α-葡糖苷酶测定（反映附睾功能）和诱发顶体反应测定，以此来明确免疫性不育、不可逆的梗阻性无精子症和精子顶体异常。当然，有条件的话，最好能开展非精子细胞成分和活性氧类物质的测定，前者有利于区别精子不成熟和炎症反应，后者则有利于了解活性氧（来自于炎性细胞或精子线粒体）对精子的可能损害程度。以上检查的具体方法和流程，建议参照《WHO实验室手册：人类精液及精子-宫颈黏液相互作用》（第四版，1999）。

一、精液常规分析

精液常规分析应严格按照WHO建议的标准程序进行。要求不孕夫妇在检查中至少进行一次精液常规分析，即使性交后试验结果正常也应如此。如果首次精液分析检查结果正常，通常无需重复检查。无精且输精管缺如的患者也无需重复进行精液分析。对无精液或射出精液量少的患者，应考虑逆行射精，或部分逆行射精的可能。可要求患者在同房或手淫出现性高潮后排尿检查，尿液中若出现絮状物、精子，且其密度等于或超过了在精液中的数量，则可明确诊断为逆行射精。

要获得正确的诊断，除技术操作本身外，流程也是非常重要的环节。精液样本收集时应考虑患者取精时可能出现的失误（如丢失部分样本、采用了有杀精子剂的避孕套）、传送时的不当处理（如样本曾处在极端温度环境下传送、或射出后超过2小时后才进行分析）和样本被尿液、水和肥皂污染等情况。由于这种样本会影响结果的真实性，应不予采用。

精液常规分析的参考标准：精液量：≥2.0ml；pH值：≥7.2；精子密度：≥20×10^6/ml；精子总数：每次射精≥40×10^6；精子活动率：前向运动精子（a+b级）：≥50%，或直线运动精子（a）：≥25%（射精后60分钟内）；精子存活率：≥75%（活体染色）；精液外观：均质、灰白色；精液液化时间：≤60分钟；精液黏滞度：拉丝长度不超过2cm；精子凝集：一到＋＋＋。

精子凝集是指评估精子活力时，见到活动精子以不同方式（头对头、尾对尾或混合型，如头对尾）彼此粘在一起的现象。应记录精子凝集的类型，并以半定量分级方式记录凝集的程度：从－（没有凝集）到＋＋＋（所有可动的精子凝集）。不活动精子之间、活动精子与黏液丝之间、非精子细胞成分或细胞碎片等粘在一起，为非特异性聚集，而不是凝集。凝集的存在可能提示，但不足以说明不育是免疫因素引起的。

二、精子形态学分析

精子形态学分析同样应按照WHO建议的标准程序进行。至少涂双份片子以备重复评估或染色出问题时使用。涂片应采用洗净、70％酒精处理后的载玻片，滴样量约为5～20μl（如果精子密度超过20×10^6/ml，取5μl精液；如果精子密度＜20μl，应取10～20μl精液。最佳的涂片密度为50×10^6/ml，最高不应超过80×10^6/ml）。

巴氏染色方法是男科学实验室最广泛使用的方法。它可以使精子和其他细胞很好地染色。它可使头部的顶体和顶体后区、胞浆小滴、中段和尾部着色。也可采用其他的方法，如Shorr染色法，Diff-Quik快速染色法，但其背景、染色效果不完全等同巴氏染色法。另外，用Diff-Quik法染色的精子头大于巴氏法。

精子形态学分析的参考标准通常设定为正常形态精子率高于30％。不同的实验室对评价标准掌握的严格程度会有些不同。但来自IVF的数据提示，当正常形态精子的比例低于15％时，体外受精率出现明显下降，故可以将正常形态的精子占15％～30％的畸形精子症的男性不育患者定为IUI、IVF的适应证；5％～15％者定为IVF＋ICSI的适应证，1％～4％者定为ICSI的适应证。

三、抗精子抗体检测

在WHO建议的男性不育诊断流程中，抗精子抗体的检测居于性功能和射精功能障碍之后，位列第二。抗精液中的精子抗体几乎全部属于IgA和IgG两类免疫球蛋白。IgA的临床意义比IgG更重要。IgM抗体因为其分子量大，在精液中极为罕见。

抗体的筛查应使用新鲜精液样本。有几个检查方法可用于抗精子抗体的筛查和滴度测定，在这些检查方法中，采用包被乳胶颗粒的间接混合抗球蛋白反应试验（MAR）和间接免疫珠试验（IBT）最为可信，IBT 的敏感性和特异性稍差。

为使试验结果可靠，至少应计数 200 个以上运动的精子。此外，如这些试验呈阳性，还应做其他的补充试验，如精子-宫颈黏液接触试验，精子-宫颈黏液毛细管试验等。

诊断参考标准：①MAR：≥10%为可疑，>50%有确定临床意义；②IBT：≥20%为可疑，>50%有确定临床意义。

至少一次精液样本中有 50%或以上的活动精子包被有抗体，才可作此诊断。但诊断应进一步结合其他特征来选择治疗方案，如精子正常且抗体结合的是中段和尾段时，IUI 更容易成功；若抗体结合的是头部或整个精子且结合的精子未超过 80%，可采用 IUI，但成功率会较低；相反，若精子参数本来不正常，且头部或全精子结合的抗体又在 80%以上，则应放弃 IUI，改行 IVF 或 ICSI。

四、非精子细胞成分分析

精液中常含有一定的非精子细胞成分，包括泌尿生殖道的上皮细胞、前列腺细胞、支持细胞、生精细胞和白细胞，多数情况下以后两类细胞为主。在未染色的新鲜精液标本中，显微镜下无法区分各类细胞，因此，统称为“圆细胞”。

非精子细胞成分分析可分为两个层面，首先是圆细胞的密度计算，这个可以在计数精子密度的同时在相差显微镜下完成，一般而言，正常精液所含圆细胞的密度不应超过 5×10^6/ml；其次是确定非精子细胞成分的组成，特别是白细胞和生精细胞在其中所占的比例。

白细胞，主要是中性粒白细胞，存在于大多数人的精液中。过多的白细胞（白细胞精子症）可能与感染和精液质量差有关。白细胞数不应超过 1×10^6/ml，因此，当精液中圆细胞密度超过 1×10^6/ml 时，应考虑进行白细胞的定量测定。当精液中白细胞数增多时，应进行微生物学检查以证实有无附属性腺的感染。但是，无白细胞不能排除附性腺感染的可能性。

定量测出人类精液中白细胞数的传统方法是基于细胞内存在过氧化物酶的组织化学方法——正甲苯胺过氧化物酶染色，是 WHO 建议的方法之一。WHO 也建议了采用以白细胞特异性抗原为基础的免疫细胞化学方法。利用过氧化物酶技术得出的结果要低于利用全白细胞单克隆抗原技术得出的结果。

当精液中圆细胞密度超过 5×10^6/ml 时，可借助于 Bryan-Leishman 染色法来区别精液中不同类型的未成熟生精细胞，了解可能的精子发生的异常。过多未成熟生精细胞的脱落常常由于曲细精管功能受损所造成，例如当精子发生低下、精索静脉曲张和支持细胞功能异常时。这种异常又常与体外受精的成功率降低相一致。

第五节 男性不育的诊断与处理

参见第三章第二节男性不育的检查与诊断。

附录　供精知情同意书

精液捐赠是一种自愿的人道主义行为。我自愿捐献精液，我理解并同意我所捐献的精液将被冷冻储存在人类精子库，并提供给卫生部批准的辅助生殖医疗机构，用于供精人工授精和供精体外受精/胚胎移植或医学科学研究。

我同意不追查接受我所提供精液病人和由此获得妊娠后后代的信息，我知道对出生的后代我既没有任何权利也不承担任何义务，而且我的身份也将得以严格保密。

我已得知在供精前禁欲 2～7 天，而且要按人类精子库取精规范的要求采集精液。我同意供精期间每 6 个月作一次健康检查。平日如发现身体健康状况有变化，尤其是与性病有关的变化，务必及时报告。如果发现在筛查过程中没有调查到的有关遗传因素的资料也应无保留的提供。

我同意停止供精后，定期与人类精子库医师联系，提供有关我的健康及遗传因素资料的最新情况。保证停止供精后 6 个月再接受一次健康检查。

我知道供精对我的身体不会造成任何伤害。但需要耗费我的时间和精力，为此我将得到相应的经济补偿，每次人民币　　　　元（包括误工补助和交通费等）。

此外医师还告知我，通过正常的程序，我可以在任何时间退出供精，在必要时人类精子库也可以在任何时候终止我供精。

人类精子库的医师已详尽地回答了我提出的所有问题。我也已完全了解作为供精者的权益和义务，同意向　　　　人类精子库供精并遵守该人类精子库的各项规章制度。并保证不再向其他任何人类精子库供精。

人类精子库医师　　　　　　　　自愿供精者

签名__________　　　　　　　　签名__________

年　　月　　日

68